JN042606

現実とは?

脳と意識とテクノロジーの未来

藤井直敬
Naotaka Fujii

ハヤカワ新書 004

編集協力／宮本裕人
川鍋明日香

はじめに

「現実は小説より奇なり。現実がフィクションよりつまらない時代は終わった。テクノロジーは現実とフィクションの間を連続したスペクトラムでつなぎ、すべてを現実に引き寄せてしまう。そのような新しい現実に向かいあって生きていくわれわれには、それを前提とした哲学・サイエンスが必要である。現実科学はそのための科学である。これまでの定量性を重視する科学とは思想が異なっている。ヒトの主観、すなわち脳によって構築される個々人の現実を科学するための手法を構築し、社会実装のための応用を目指す」

これは、僕がデジタルハリウッド大学大学院（デジハリ）の教授に就任した際に書いたテキストの一部だ。結構気負ったテキストだけれども、当時だけでなく現在に至るまでの僕の課題感が網羅されているので、本書の最初に紹介したいと思う。

僕は眼科医としての初期研修を終えて大学院に入った。大学院ではサルを対象とした神経生理学の研究室に入って、神経科学者となった。たまたま始めた単一細胞の脳活動記録というものが本当に面白いもので、特にリアルタイムに神経活動を聞きながらサルが行う課題を見ていると、なるほど脳というのはこういう仕組みで動いているのかということが実感できた。

世の中には神経科学者はたくさんいるだろうけれど、バチバチという神経活動記録をリアルタイムで体験したことがある神経科学者というのは実はあんまりいないのかもしれない。そこから考えると、ヒトの脳の中だって同じようにバチバチとたくさんの神経細胞が複雑なパターンで発火することで動いているのだと類推できるし、その知見を積み上げていけば脳の仕組み、ひいてはヒトというものが理解できるのだろうと考えていた。

僕が神経科学の世界に足を踏み入れたのは、ヒトというものを理解したいと思ったからだ。というと、最初から大層な考えがあったように聞こえるかもしれないけれど、眼科医として働いていたときもものを見るということは結局は神経の問題に帰着するという問題意識はあって、そこから始まって最終的には脳にすべての認知機能が帰着するのだろうと考えるようになった。つまり、大学院の4年の間に自分の興味の中心が出来上がった。少々ナイーブな考え方だが、脳を理解することでヒトを理解するということだ。

しかし、その後のマサチューセッツ工科大学（ＭＩＴ）でのポスドクから理化学研究所

（理研）での研究員を経て、社会性というものに目覚め、特に自分自身が苦手な社会的な適応行動というものを理解することへと興味の中心が移っていった。そこでは、脳の中に完結しない社会というものがヒトの脳と一体であること、そしてそれを含めて理解しないことにはヒトを理解できないだろうと考えていた。

そこで、理研でＰＩとして「適応知性研究チーム」を立ち上げて、社会的な脳機能解明を目指した。そこでは一定の成果が出せたとは思うけれど、それ以外に想定外の二つのアウトプットを生み出すことができて、その後の僕の人生を分岐させることになる。

一つは本書でも紹介するSubstitutional Reality（ＳＲ：代替現実）というＶＲ類似の技術で、もう一つがBrain Machine Interface（ＢＭＩ：ブレイン・マシン・インターフェース）技術だ。前者をきっかけとして、〈ハコスコ〉という会社を２０１４年に始めることになり、その結果として２０１８年には理研のラボを閉じた。ＢＭＩは昔からＳＦの世界ではよく扱われる技術であったが、２０００年前後から現実的な技術となっていった。

両者の相性はＳＦの世界では非常に良く、『スノウ・クラッシュ』や『攻殻機動隊』を読んでワクワクした人は多いと思う。奇しくも、僕はそのどちらも研究者として最前線に一時期立っていたことになる。

社会という脳の外的な拘束条件でありながら、科学的記述が難しく脳と切り離せない変数と、ＳＲという脳の外側から認知機能を操作する技術、ＢＭＩという脳の内部の情報に直接的に介入する技術、このすべてをまとめて一元的に語ることは簡単ではない。ヒトを理解するためには、大学院生の僕が考えていたような脳内現象だけを対象として理解するという単純な課題設定ではもはや収まらないのである。ヒトを理解するには、脳の内側と外側から脳内現象に介入し、さらに社会をも操作しなければならない。そんな大きな話をする人は身の回りにはほとんどいなかった。特にＢＭＩを侵襲的に扱う経験を持った人は少ないし、さらにＸＲ*について詳しくて、社会性まで視野に含められる人は国内では皆無ではないかと思う。

デジハリで教え始めた２０１８年頃の僕の状態は、自分がやってきたことが全く整理されずにとっ散らかった状態であった。デジハリ教授就任をきっかけにそれらの問題を包括的に解決するためのキーワードが「現実」であった。

現実は、あまりに当たり前で疑うことがない。しかし、いったんそれを疑い始めると、何をもって現実とみなせば良いのかが全くわからなくなる。万人共通の現実は存在しないうえに、その現実は時々刻々と変化している。しかしわたしたちは現実は比較的安定した連続性を持ったものだと信じている。そして、その現実をつくっているのは脳に他ならないのである。

であるなら、現実というものを切り口に、脳と社会を理解すれば良いのではないだろうかと考えたのが「現実科学」である。幸い、現実を操作し介入する技術は、SRやBMIなどさまざまなものが揃ってきている。もはや脳に気づかれずに現実を操作することは可能なのだ。最近ではAIがつくる現実には存在しなくても本物としか思えない映像がリアルタイムに生成されるようになってきているし、いわゆる創造性という面でもAIが一般人を遥かに超えた創作を行うようになってきている。そもそも、テクノロジーによって操作・介入された現実の真偽を疑うこと自体が困難になってきている。そのような人工的な現実はある意味で、現実の一部として存在し始めていて、僕らはそれを当たり前のものとして生活するようになるだろう。

しかし僕は、現実をキーワードにして、ヒトと社会を理解するだけでは物足りないと思っている。ハコスコのミッションは、「現実を科学してゆたかにする」である。つまり、「現実科学」という自分が残りの人生で向き合うライフテーマが現実科学であり、XR事業やブ

＊XR……VR（仮想現実）、AR（拡張現実）、MR（複合現実）などの総称。

レインテック事業を行い、その結果として社会にゆたかさをもたらすための活動を続けていきたいと思っている。

本書で扱っている現実科学レクチャーシリーズは2020年から始めたオンラインイベントであり、毎回ユニークな研究や活動をしている有識者をお招きし、それぞれの視点から現実とは何かを語ってもらっている。

僕自身、自分で自分に問うことを始めるまでは現実について深く考えたことはなかったし、レクチャーシリーズのスピーカーのみなさんも同じであることがほとんどだ。お声がけしたスピーカーのみなさんの活動内容はそれぞれが異なっていても、異なる角度から現実の脆弱さに対峙し、その境界面をフロントラインとして戦っていることは共通だ。先端科学というのはそういうものだから。そういう「現実科学者」と呼べるみなさんにお声がけし、彼・彼女らが対峙している現実の脆弱なところを一押しすることで裂け目をつくり、あらわになった現実について議論を行うということをやってみたいと思った。

これまで30回以上開催して毎回異なる議論が行われ、毎回異なる定義へと落ち着く。この全員の異なった現実定義こそが一番大事で、そこを起点としてわたしたちは「現実を科学し、ゆたかさをつくる」試みを始めることができる。本書はその実験の記録である。

目次

第1章
「現実とは『自己』である」

——稲見昌彦

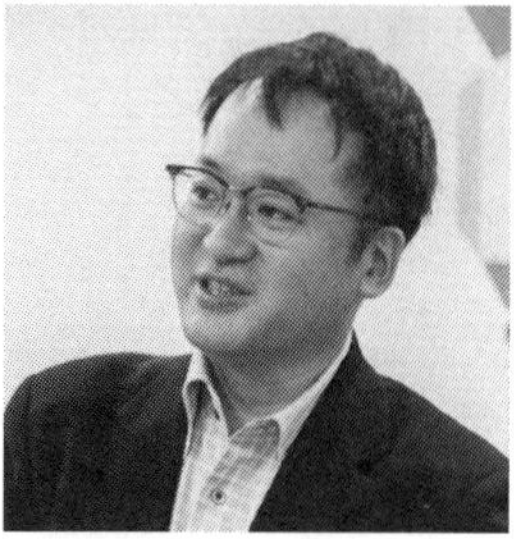

稲見昌彦（いなみ　まさひこ）
東京大学総長特任補佐・先端科学技術研究センター副所長／教授。専門は人間拡張工学、自在化技術、エンタテインメント工学。光学迷彩、触覚拡張装置、動体視力増強装置など、人の感覚・知覚に関わるデバイスを各種開発。超人スポーツ協会発起人・共同代表。著書に『自在化身体論』（共著、エヌ・ティー・エス）など。

（2020年6月22日 開催）

＃レクチャー

サイバネティクスの語源をめぐって

私が教えているのは東京大学工学部の計数工学科というところで、アンサイクロペディアによれば、別名「攻殻機動隊の学科」と紹介されています。光学迷彩*や電脳技術、サイボーグ、ブレイン・マシン・インターフェースなどを研究する、攻殻機動隊の世界にいちばん近い学科ではないかということですね。

この「攻殻機動隊の学科」では、サイバネティクス**が重要な学問になってきます。サイバネティクスが初めて定義されたのは、ノーバート・ウィーナーが1948年に著した『サイ

＊光学迷彩……士郎正宗のSF漫画でアニメ化もされた『攻殻機動隊』に登場する未来技術。視覚的に背景と同化することで対象物を周りから見えなくする。

＊＊サイバネティクス……生物と機械における制御と通信を統一的に取り扱おうとする総合的な学問分野。情報工学、システム工学から社会工学まで幅広い学問分野に影響を与え、その考え方は人工臓器やサイバー義肢などテクノロジーによる人間の機能拡張の着想にもつながっている。

バネティックス——動物と機械における制御と通信』。ちなみにウィーナーはＳＦ映画によく出てくるチート級の天才そのもので、９歳で高校に入り、14歳でハーバード大学の大学院に入って、18歳で博士号をとり、24歳でＭＩＴの講師になってしまった。ちなみにお父さんはユダヤ系の言語学者だったので、そういう意味では言語にもうるさかったかもしれません。

そのウィーナーは『サイバネティックス』のなかで、ギリシャ語で「舵手（船の舵をとる人）」を意味する「χυβερνήτης」からとって「サイバネティクス（Cybernetics）」と名付けたと書いています。しかしその後、スタンリー・ジョーンズは１９６０年に出版した『*The Kybernetics of Natural Systems*』のなかで、語源学的な観点から「Cybernetics」よりも「Kybernetics」と表記する方がいいと指摘しているんですね。

とはいえ、ジョーンズとウィーナーは喧嘩しているわけではなく、ジョーンズの本の序文はウィーナーが寄せている。さらにウィーナーも、１９５０年に出した『*The Human Use of Human Beings*』のなかでは、κ（カッパ）から始まる「κυβερνήτης」という表記を使っています。しかし１９６１年に刊行された『サイバネティックス』第二版では、初版と同じ「χυβερνήτης」の綴りのままになっています。

こうして原典を当たっていくと、ウィーナーがどういう意図をもって「χυβερνήτης」と表記したのかがわからなくなってしまう。いままで何も考えずにウィーナーの原典を引用すれば大丈夫と思っていたものが、だんだん揺らいできてしまったわけです。

結局これは何を意味しているかというと、みんなが普通に引用しているものも、実はそこまでしっかりしているとは限らないということ。そして、似たような話はたくさんあるんですよね。

例えばスティーブ・ジョブズがスタンフォード大学の卒業式でのあいさつで、『Whole Earth Catalog』の最終号に登場する「Stay Hungry, Stay Foolish」という言葉を紹介したのは有名な話ですが、カタログを揃えて持っている古川享*さんは、最終巻にはそんなことは書いていなかったとおっしゃっています。じゃあどこに書いてあったかというと、休刊になる前の号に書いてあったと。これも、実物を調べてみないと真実はわからないということの一例だと思います。

制御できる世界とできない世界のあいだ

ウィーナーは『サイバネティックス』の日本語版の前書きに、面白いことを書いています。

＊古川享……米マイクロソフトの日本法人であるマイクロソフト株式会社（現・日本マイクロソフト）の初代代表取締役社長。パソコン黎明期から日本のＩＴ技術を先導してきた人物。

われわれの状況に関する二つの変量があるものとして、その一方はわれわれには制御できないもの、他の一方はわれわれに調節できるものであるとしましょう。そのとき制御できない変量の過去から現在にいたるまでの値にもとづいて、調節できる変量の値を適当に定め、われわれに最もつごうのよい状況をもたらせたいという望みがもたれます。それを達成する方法がCyberneticsにほかならないのです。

この考え方が非常に面白くて、実はこれはエンジニアリングの目的、あるいはテクノロジーの目的を語っているとも言えるかもしれません。ウィーナーは、世界は「制御できる世界」と「制御できない世界」に分かつことができると言うけれど——私はその境界を「ウィーナー界面」と名付けてもいいのではないかと思っているんですけど——、テクノロジーの役割は「制御できる世界」を増やしていくことにあると言えるかもしれません。例えば台風は観察できても、台風の向きを変えることはいまの人類にはできません。それを制御できるものに変えていくことこそがわれわれ技術者の役割なのではないか、ということです。

ウィーナー界面は、「人類にとって」というのが主語ですが、それを「私にとって」とすると、私にとって直接制御できるものとは「自己」である。そういう意味では人間にとってのウィーナー界面とは、「自分か他者か」の界面にほかならないのかもしれません。

人類はブラックホールを「観た」と言えるのか？

世界には観測できるもの・観測できないものがあることを知った私の原体験は、１９８６年のハレー彗星。私がちょうど中二まっただなかの頃でした。

当時は私も喜び勇んで、群馬県は赤城山に観測しに行ったんです。でもそこでは、写真で見たような彗星の姿は見えなかった。頭がぼんやりと光っているだけのものが見えて、シッポはまったく見えなかったんです。結局、写真で見るハレー彗星とは、大口径のレンズを付けたカメラで長時間露光をして初めて見えるものだったわけです。それから私は、肉眼の価値を考え始めることになりました。果たして目に見えるものとカメラで撮ったもの、私にとってはどちらが本物だったのだろう？　と。

最近ではイベント・ホライズン・テレスコープによってブラックホールの撮影に成功したというニュースもありましたが、あれは世界のいろんなところの電波望遠鏡の映像を合成したうえで、コンピュテーショナルフォトグラフィーという技法で、ＣＧを使って「こうだろう」とつくったものなんです。

たしかに人類は、ブラックホールを観測できたと言ってもいいかもしれない。でもそれは、本当に「観た」と言っていいのだろうか？　でも、X線写真やCT画像による診断は信じている自分もいる。とはいえ肉眼を通したものじゃないと体験として信じられないぞ、という気持ちも私のなかにはあるのですが、それはオンラインで見たものを信用できるかどうかにつながる話でもあると思います。

「一見」よりも真実に近いもの

「百聞は一見に如かず」ということわざは、英語では「Seeing is believing」といいます。ただ実は、このフレーズは本来語られた言葉の前半で、下の句がついているんですね。これはトーマス・フラーという人が1732年に著した金言集に掲載されているもので、本来は「Seeing is believing, but feeling is the truth」。私にとっては、むしろこっちの方が腑に落ちる言葉だなと思っています。

「Feeling is the truth」であるならば、ドイツのメディアアーティストによる「PainStation」という作品は、「現実とは何か？」を考えるにあたってすごく本質的なものです。これは一見すると単なるポン（卓球ゲーム）ですが、負けると電気ショックが走る仕組みになっている。場合によっては、現実とは「痛み」、より正確に言えば「感覚」のことかもしれないと思わせてくれる作品です。

さらに言えば、現実とは「危険性」でもあるかもしれない。そして存在感というのは、危険性と相関が高いものかもしれない。だからいくらモノを投げても当たらない画面の向こうの話というのは、所詮《しょせん》は現実感が低いものかもしれません。体外に広がる「immersive（没入的）」より体内に踏み込む「invasive（侵襲的）」のほうが、現実の本質ではないか。そんなことも考えています。

みなさんは、ゴーストとモンスターの違いはわかりますか？　ゴーストというのは、直接物理的な傷害を与えない存在。対してモンスターというのは、直接物理的に攻撃できる存在です。そういう意味では、名城大学の柳田康幸先生が言うように、視覚と聴覚は「幽霊の体験」とあまり変わらないわけです。「触る」ことによって、ようやくわれわれはそれを体験として感じられるとも言えるかもしれません。

「痛み」こそ真実である

私の指が世界を触っているとき、指がどこを触っているのかというと、物体の表面ではなく、物体と自分の指の間の界面を触っていることになります。そのときに、環境と自分とを分かつものは触覚かもしれない。その触覚のなかでもより強い刺激のものが「痛み」と言えるのかもしれません。

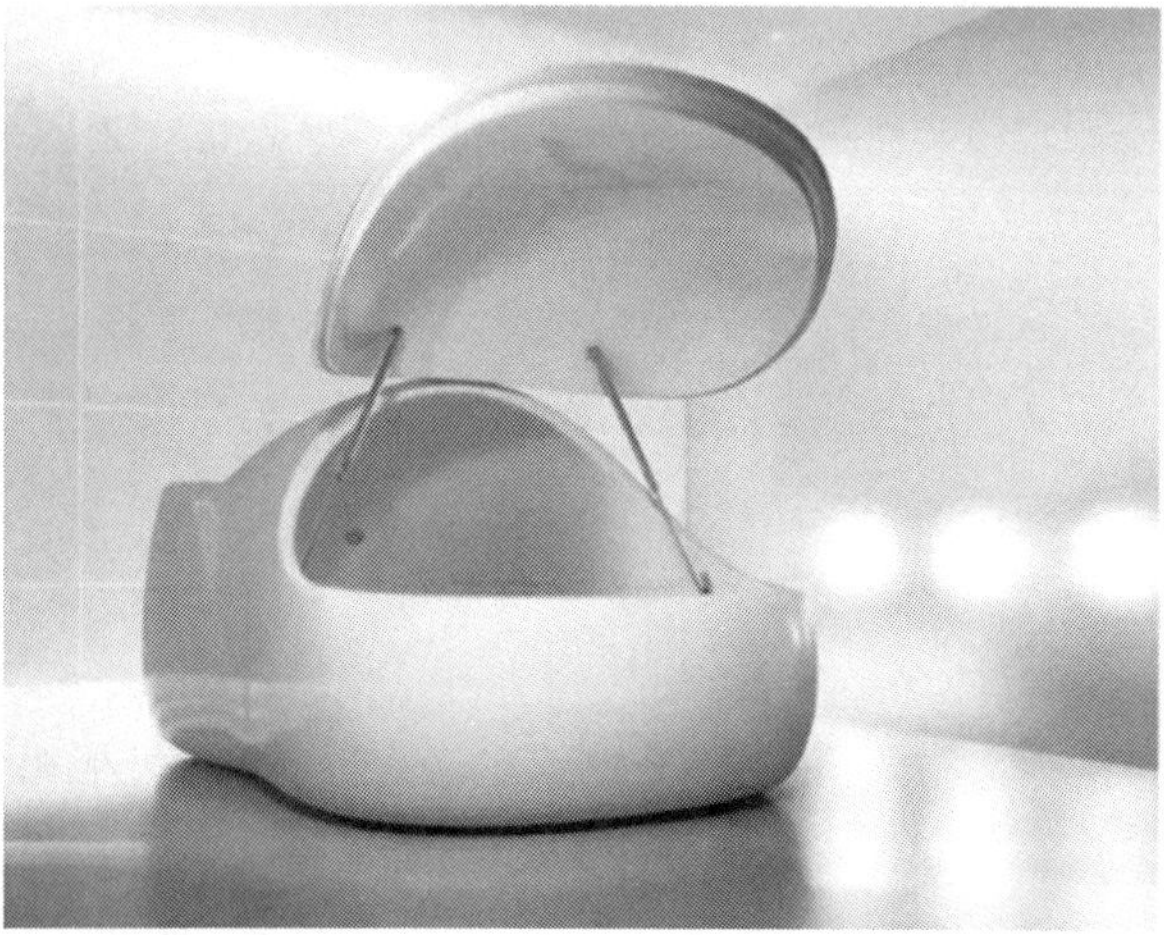

アイソレーションタンク（上の画像）を体験されたことはありますか？　この中には、人間の身体とほぼ同じ比重になるように塩類を溶かした液体が入っています。その中に入り、音も視覚も遮断され、触覚もほぼ感じない状態で浮いていると、だんだん自分の身体が溶けたような感じがしてきます。そしてやがて、時間感覚もおかしくなってきます。かつてはニューエイジ系の人たちに好まれたもので、いまはさまざまな実験にも使われている道具です。

このアイソレーションタンクにはひとつ落とし穴があってですね、身体の表面にちょっとでも小さなひっかき傷があると、そこが塩水に触れてものすごく染みるんですね。そうすると、そこだけ自分の身体を感じられるわけです。自分の身体の大部分が溶けていたとしても、傷口にだけ自分を感じることができる。こうした痛みや感覚こそが、真実に近いものなのかなと私は考えているんです。

#トーク

ロマンティックな言葉が大事だった

稲見　藤井さんがやられている現実科学ラボの、「現実科学」という言葉がいいなと思いました。というのもそれが、「バーチャル・リアリティ（VR）」という言葉に近い魅力を感じるからです。

ジャロン・ラニアー*がVRという言葉を使いだす前から、VR的なもの、テレイグジスタ

＊ジャロン・ラニアー……アメリカのコンピュータ科学者。VR（仮想現実）という考え方を世に広め、「VRの父」とも呼ばれる。1984年に彼が創設したVPLリサーチ社は、ヘッドマウントディスプレイ、データグローブ、データスーツなどのVRインターフェースを世界に先駆けて開発した。

ンスやテレプレゼンス的なものはあったわけですよね。ところが、それまで使われていた「アーティフィシャル・リアリティ」というすごく工学的な言葉、つまり人間の力で人工物としての現実世界をつくっていきましょうという考え方にピンと来なかった研究者たちもいて、そうした人たちがVRという言葉ならば比較や評価可能な研究対象になるんじゃないかと思ったマジックがあるのではないかと、当時私は感じたんですよね。

同じように、『攻殻機動隊』では「熱光学迷彩」というワーディングが非常に大切だった。

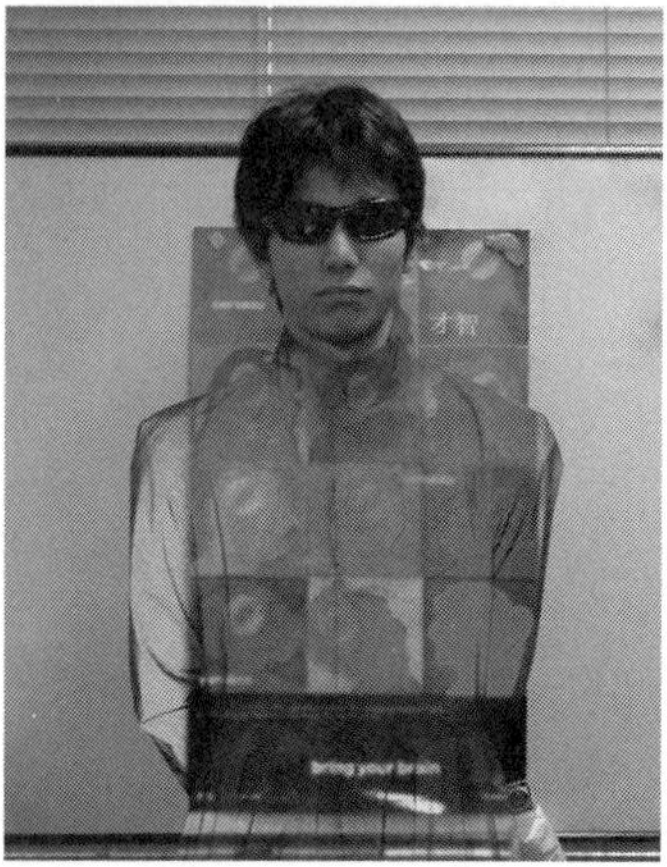

もしあれが「透明マント」だったら私はつくろうとは思わなかったし、熱光学迷彩という言葉だからこそ、表面のテクスチャーをうまくいじって背景に溶け込ませられればいいだろう、と研究手法に落とし込むことができたんです（上の画像）。それに近いイメージの広がりが、「現実科学」という言葉にも感じるんですよね。

藤井 僕自身は、VRという言葉になった瞬間にみんながウワッとなったいちばんの理由は、やっぱり「バーチャル・リアリティ」という言葉がロマンティックだからだと思うんです。それぞれの人のなかに、違うかたちで花が開く言葉だと思うんですね。反対に「アーティフィシャル・リアリティ」だと、厳密に定義されて多様性が失われてしまう。VRの場合は、その定義が柔らかくて、ロマンティックで。小説でもすぐ書けちゃうんじゃない？　というくらいの言葉が大事だったと思うんですよね。

なんでこの活動を「現実科学」と呼び出したのかというのは、たまたま出来上がった「SR（Substitutional Reality：代替現実）」に心底びっくりしたのがいちばんの起点でした。SRがVRと違うのはそれが現実と地続きであることだ、とSRをつくった脇坂崇平*さんが言い始めて、本当に腑に落ちたんです。

中にいるのか外にいるのかわからないけど、少なくとも主観的な現実と地続きにつながる新しい世界。そのたまたま出来上がった「天然自然の状態ではない目の前に広がる世界」を何と呼ぼうかと思ったときに、それが地続きの現実だとしたら、やっぱり〈現実〉と呼ぶしかなかった。そうやって、見て、感じることはできるけれど、うまく定義ができない〈現実〉を対象にしたサイエンスを考えたいなというのが、現実科学ラボを始めたきっかけなん

＊脇坂崇平……慶應義塾大学メディアデザイン研究科特任助教。SR（代替現実）システムの開発・研究に従事。藤井直敬氏とともに、アートパフォーマンスグループ・グラインダーマンと組んで、SRシステムを用いた体験型パフォーマンス「MIRAGE」を開発、上演。

です。

「VRは新しいドラッグである」

稲見　一方でバーチャルでもアーティフィシャルでもないものは何かというと、天然（ナチュラル）。SRによって生まれた〈現実〉というのは、天然現実で普段知覚していないものが顕在化したものと考えてもいいのでしょうか？

藤井　人のセンシングというのはチャンネルが決まっているから、チャンネル越しに顕在化した現実であるとは言えるかもしれないですね。

稲見　なるほど。なぜいまの質問をしたかというと、SRには能に近いものがあるかもしれないと思っていて。最近「メタバース能」にチャレンジしている能楽師の安田登さんは、能にはVRやARの要素があるんだと言っています。つまり、能を観る熟練した観客の頭の中では、松の絵だけを見て、周りにきちんと景色が浮かぶようになっている。でも、それだとあまりにも初心者へのハードルが高いから、補助線を引いてあげようという目的で生まれたのが奥秀太郎監督による「VR能」なわけですよね。

それはもしかしたらSRを体験してたどり着ける現実認識の境地にも言えることかもしれなくて、いままでもその〈現実〉にたどり着ける人はいたのだろうけれど、SRがあることでハードルが低くなった可能性もあるのではないかなと。

藤井　それはあると思います。僕は初めてSRで過去と現在を混ぜた瞬間を見たときに、「もしかして幽玄ってこれのことなの？」と思ったんです。死者の世界といま生きている世界の境界がどこにあるのかはわからないけれど、そこにはちゃんと世界がある。存在するかしないかと悩むことをやめてしまえば、そこにはゆたかな世界があるということが衝撃だったんです。

能の舞台は、それを頭の中だけでやっている。安田さんは、能は観る側よりも、やっている側がいちばん面白いんだと言います。織田信長が寝ないで能をやっていたというのは、自分が面白いからずっとやっていたんでしょうね。その境地というのは、やっぱりやらないとわからないのかもしれません。

稲見　私は、そこにもショートカットできる可能性もある気がしています。というのも、ティモシー・リアリー*が1989年にVRの講演をしたときに、「バーチャル・リアリティは新しいドラッグである」ということを言っているんです。昔はそれこそ、ある精神状態にた

*ティモシー・リアリー……アメリカの心理学者。LSDなど幻覚剤の使用による意識革命を提唱し、サイケデリックカルチャーのアイコンとしてヒッピー世代の大きな支持を集める。後年にはコンピュータの可能性に着目し、脳をコンピュータで再プログラミングするなど数々の奇抜なアイデアを提唱。

どり着くためには悟りを開かなければいけなかったところが、そのショートカットとして使われたのが向精神薬だった。もしかしたら酒やカフェインもそうだったかもしれません。そしていまではVRが出てきて、さらにショートカットできるんじゃないかという気がしているんです。

　きっとSRもそのショートカットのひとつ。私がSRを体験したときに、あんなに感動したのは人生で2回目だったんですね。1回目はテレイグジスタンス*を体験したときで、自分の背中をロボットの目を通して見ることで、「存在とはなんだろう?」「〝ある〟って一体どういうことだろう?」という疑問が、哲学的思索による演繹ではなく体験として咀嚼《そしゃく》できた。いままで頑張って(ハイデガーの)『存在と時間』を読んでもまったく腑に落ちなかったような問いを体験できたときは、ちょっとずるいショートカットをしたような感覚がありました。頑張って筆算をやっていたところに電卓が登場してしまったような感じでしょうか。

やさしい人工現実

稲見　今日、藤井先生に相談したかったことがあってですね。実はコロナ禍になって悩み始めたことがあるんです。というのも、コロナ以降にほとんどの講義はオンラインになって、私の学科の学生も9割くらいが「座学ならオンラインの方がいい」と言っている。だけども、実習・実験は対面で、実際にモノを触ってやった方がいい。そこでよく聞かれるのが、「VRで実験できないんですか?」という質問なんです。

もちろんバーチャルでできる実験もあるんですけど、そういうのってCGで見ても全然楽しくないんです。化学実験が面白いのは、われわれの目の前で恒常性に反することが起きるからであって、それによって記憶にも残るわけですよね。それがCGで色が変わって、消えて当たり前のものが消えたところで何も感動がないわけです。

……と思ったときに、「待てよ」と思ったわけです。化学実験はなんのためにやるのかといえば、物理世界の現象を学ぶため、もしくは医学での解剖ならば人間の肉体を知るためにやるわけですよね。これまではそれが唯一のゴールだった。でももし今後、実験の目的がVRやSRなどの「情報世界のなかで生きる術を学ぶ」になったとしたら、私たちは果たして何を実験し、何を学ぶべきなのでしょうか?

藤井 何を学ぶべきかといえば、僕はいちばん面白いのは「人」だと思うんです。もちろん、

＊テレイグジスタンス……遠隔(Tele-)と存在(existence)を組み合わせた造語で、自分が実際にいるところから遠く離れた場所や別の場所にいるかのような感覚が得られる技術。例えば自身の背後にいるロボットの視点で自分自身を眺める、といった「幽体離脱」のような体験もこの技術によって可能となる。

自然環境を理解するための物理法則や化学もすごいんだけど、いちばんわかって面白くて、自分にとって役に立つのって、人なんじゃないかと思うんですね。だから僕は、人と自然の関係というのをずっと考えているんです。

稲見　「環境」じゃなくて「自然」なんですね。

藤井　そう、ここで言う自然とは「自分の外側にあるもの」という意味です。そのときに、自分と自然の境界をどこに設定するのかが面白い。例えば、消化管の中は「自分の外側」であると同時に「自分の中」じゃないですか。しかも、自分に属してもいる。外側の自然と微妙につながっているのだけれど、自分の中の自然でもある。

稲見　そうなると、現実科学の〈現実〉はどの自然に基づいた現実なんだろう？　という問いが生まれますよね。天然現実のイマーシヴを学ぶのか、人工現実のイマーシヴを学ぶのか、それともまったく違った新しい環世界の中でのイマーシヴを学ぶのか。それによってゴールも変わっていくはずですよね。

藤井　人工現実が抱えるいまの問題は、おそらく環世界を許さないことだと思っていて。例えばZｏｏｍってすごく暴力的ですよね。僕らにパラメータを操作することを許してくれなくて、できるのはビデオのオン・オフだけ。当然ながらそこにはグラデーションがあるべきで、それはたぶん、僕らが環境に自分を適応させるためにいろんな最適化をするときに必要なものですよね。

耳の聴こえ方だって、見え方だって一人ひとり違うのに、現実世界ではそれぞれが同じ場所で最適化しています。でも、人工的な現実はそれを許してくれないところがある。もし自分の環世界にフィットする人工的な現実を提供してあげることができれば、少なくとも僕らが現実世界に最適化しているのと同じ状態でそこにいられるので、すごくやさしい世界ができると思うんです。

世界が〈わたし〉の一部になるためのテクノロジー

稲見 でもそれって決して新しい話ではなくて、例えば家とか家具とか服についてもまったく同じ議論ができるわけですよね。そこには本質的な違いはあるのでしょうか？

藤井 うーん、そういう意味では本質的には違わないと思います。稲見さんと話すときによく出てくる単語に「インピーダンスマッチング*」がありますけど、それに近いのかなと思います。

＊インピーダンスマッチング……電気回路において信号を送り出す側と受け入れる側のインピーダンス（電気抵抗）を一致させることにより、エラーやロスを防ぐこと。対談中では、情報やデータの入力と出力を整合させる、といったやや広い意味合いでこの言葉が用いられている。

つまり、どのパラメータが最適化されることでその人の環世界が構築されているのかがわからないので、そこを網羅的に明らかにしたうえで「あなたにはこの世界がいちばんいいね」という環世界をつくる。もしくは相手に応じて、例えば怖い人と会うときは視覚が弱くなってぼんやりするとか、いろいろなかたちでその人の環世界に応じたモディフィケーションをしてあげることで、世界との関係性が柔らかく、ゆるやかになる。そこのストレスが減ることで、一人ひとりのパフォーマンスがより高くなる可能性はあると思います。

稲見　それこそがミハイ・チクセントミハイ*の言う「フロー」——世界が〈わたし〉になる瞬間かもしれないですよね。

藤井　そうですね。世界が〈わたし〉の一部になるというのは、いままでのテクノロジーではあまり大事なこととはされていなかったというか、そこまで考える余裕がなかった気がするんです。でもいま、ようやくそのフェーズに入りつつあると考えると、希望があるなと思うんですよね。

#Q&A

――現実感とは、感覚間の照らし合わせをしたうえで違和感のないもののことだと思いました。なので、単一次元の感覚では現実と非現実を分けられないのではないでしょうか。

稲見　現実感とは複数の感覚があって初めて現れるもの、というのは私の理解に近いです。つまり「五感の窓」から一生懸命に外を覗いていて、問題をいろいろなチャンネルで解いていって、「さまざまなセンサーで調べたからどうやらそれは本当にあるらしい」と判断して立ち上がってくるのが現実感かもしれない。視覚的にリアリティのある幽霊を見たとしても、「幽霊がいない方が蓋然性が高い」とわれわれが思っているからこそ、小さい頃に比べて幽霊を見なくなるのだと思います。

＊ミハイ・チクセントミハイ……アメリカの心理学者。対象に集中するあまり自意識すら薄くなった高揚状態を「フロー」と名付けたことで知られる。

——何を現実とするかは、人間の疑う能力によるのではないでしょうか？

藤井　僕はその通りだと思うんですが、ほとんどの人は疑うことをしないですよね。ただ稲見先生のレクチャーの話からも、疑わない限り現実にやられっぱなしだということがよくわかる。疑い続けないといけない新しい時代に入ってしまったことが、不幸でもあり幸福でもあると思います。

稲見　ポスト・トゥルースってそういうことですよね、ということを、今日のレクチャーでは政治の用語を使わずに言いたかったんですよね。でも、疑わなくなることが大人になるということなのかもしれません。実は子供の方が疑っているから幽霊が見えるんじゃないですかね。

藤井　そうなのよ。僕らは子供に戻る必要はないのだけれど、「疑う楽しさ」というのは常にある。疑ったことが違ったとわかった瞬間にゴールドメダルをもらえるような瞬間というのがあって、あれは疑い続けない限りもらえない勲章だね。

——アマビエの存在や効果を信じることと、現実感はどのように関係していますか？

稲見　それこそ、情報は体に効くという話ですよね。薬理効果の世界では、医者も患者も何を飲んでいるのかわからない状態でプラセボ（偽薬）と本物の薬を別々のグループに投与することで、効果があったかどうかを見ます。なぜそんな回りくどいことをしなければいけないかというと、意外とプラセボが効いちゃうから。そういう意味では、信じるということは、実際にさまざまなことを変えてしまうことがある。それが敷衍《ふえん》しすぎるとオカルトになってしまうのですが、情報は身体に効くというのは、現象として確実にあると思います。

――**身体と肉体との違いは？**

稲見　私は肉体とは物質的な体だと思っていて、身体には「身」と「体」が入っているので、メンタルの部分とか身体像とか、そういうことも含めて身体かなと思っています。髪の毛や、もしかすると服や靴を身につけている状態も身体かもしれない。

藤井　じゃあ、死んでしまったら肉体だけになるってこと？

稲見　そうかもしれませんね。魂が抜けて、身が抜ける。

――「死」という概念をどのようにとらえていますか？　死は本当にあるのでしょうか？

藤井　逆に、「生」はあるのかと言われたら、それも自信がない。死に関して語ることは僕にはできないな。

稲見　私は、一人称の死と三人称の死はどんどん分かれていくはずだと考えています。私にとって自分の死はあるけれど、みなさんにとって私の死は今後あるかどうかわからない、ということです。

――最後に、稲見さんにとっての「現実とは何か？」を一言で教えてください。

稲見　「自分」かな。現実とは「自己」である。

振り返り：現実とは『自己』である

東京大学先端科学技術研究センター教授である稲見昌彦先生は「人間拡張工学」の第一人者だ。最近はＥＲＡＴＯ*の自在化身体プロジェクトの研究総括を務められており、さまざまな身体拡張技術を研究対象としている。稲見先生の研究に攻殻機動隊で有名な「光学迷彩」技術がある。頭の中では、光学迷彩はフィクションで現実には実現不可能だと思っていても、実際に稲見先生の「光学迷彩」技術を体験してみると、なるほど攻殻機動隊の光学迷彩がもし実現されたとしたら主観的な体験はこの延長にあるのかという腹落ちと、自身の主観的な認知機能が操作され上書きされることとの驚きが生まれる。これはテクノロジーによって改変されうる現実を垣間見ることができるという意味において、現実を認知的に操作する最も分

＊ＥＲＡＴＯ……国立研究開発法人科学技術振興機構（ＪＳＴ）が実施する戦略的創造研究推進事業のプログラム（Exploratory Research for Advanced Technology）の略称。既存の研究分野を超えた融合や新しいアプローチにより、イノベーションの創出につながる新しい科学技術の潮流を形成することを目的としている。

かりやすい事例と言えるだろう。

わたしたちの脳は、光学迷彩が操作対象としている視覚だけでなく多様な感覚を統合して現実を構築している。しかも、それは意識的なレベルでの情報の統合だけではなく、無意識レベル、さらには身体レベルで常に統合と更新が行われ、現実世界を刻一刻とつくり続けている。わたしたちは、現実を認知できても、自分の脳がどのように現実をつくっているのかのプロセスを認知することはできない。

たとえば、情報として安定していると考えがちな記憶も、思い起こすたびに新たにつくられていることが知られている。昔のことを思い起こすたびに、わたしたちの記憶には何らかの修飾が加えられ、オリジナルとは異なるものに更新され続けている。

そのような絶え間ない情報の統合と更新はわたしたちの脳の特徴であるが、その脳がつくり続けている現実とは何なのだろう。脳内では、記憶は固定したものではなく曖昧で、ハンマーのような道具を握るだけで身体マップも空間の意味も変わってくることは明らかなのである。たとえば、稲見先生のERATOで電気通信大学の宮脇陽一先生たちが開発した「第六の指」は指を1本追加して、それを筋電図で動かすというモノだが、6本目の指の使い方を学習した後の脳には新しい身体マップが構築され、実際の指を動かすのと同じように意識せずに動かせるようになっているのだろう。

使い慣れた道具がそれを握った瞬間に自分の体の一部になるように、脳は身体拡張に対して寛容であるし、道具から手を離せばすぐに元に戻るように、実は拡張だけではなく縮減方向にも迅速に対応し身体マップが迅速に変化する。

そのような身体拡張技術を自在化技術と呼ぶ稲見先生は、現実についてどのように考え、どのようにそれを定義してくれるのだろうか。現実科学レクチャーシリーズの第一回ゲストとして、稲見先生ほどふさわしい人はいないと考え、レクチャーシリーズの第一回を開始した。現実科学というものについて、僕自身の考えが当時は今よりも浅かったため、書き起こしを読んでみると、もっと議論を深められたはずなのにと反省することは多々あるが、稲見先生の深い洞察には驚かされた。

初回だったので当然ながら僕は相当緊張した。緊張した理由は、やはり「現実」というたった一つの言葉をキーワードとして90分会話が続けられるのだろうかという疑問があったからだ。もしかしたら、議論を始めて5分くらいで「現実」ってこうですよね。たしかにそうですねで終わってしまうかもしれないし、たくさんの引き出しを持っている稲見先生に対して、自分の引き出しが全く足りないのではないかという恐れもあった。この恐れは、今でもレクチャーシリーズを行うたびに発生していて、直前の緊張感は大変高く、終了時には毎回ぐったりして動けなくなるくらいなのだが、初回の緊張感たるや現在のそれとは比較にならない高いものだった。

一方の稲見先生の側も、「藤井さんの頼みだったから気軽に引き受けたけど、『現実』について正面切って考えたことがなかったので準備が大変だった」ということだった。稲見先生のような博識かつ深く物事を考えている人でも「現実」についてきちんと定義できていなかったという話を聞いた瞬間、レクチャーシリーズの意味と価値を確信したのだが、議論は毎回ゲストの講演に基づいて全くのスクラッチから構築するので本当に大変なのだ。僕は昔から授業でノートを取ることが苦手で、話を聞きながらメモをすることもしないのだが、レクチャーシリーズでは毎回キーワードをメモしまくっている。

稲見先生の講義は、ウィーナーのサイバネティクスの話から始まった。自明だと思っていたことを疑うことなく信じ続けていることの面白さ、さらにウィーナー界面という造語に発展する流れは稲見先生らしい実にスマートな流れだった。僕は普段「自分か他者か」の界面つまりウィーナー界面のことを、ヒトを包んでいる繭というように表現している。

わたしたちは繭の内側から外側に繭越しに外界に触れたり感じたりすることができるけれ

ども、常に繭を通してしか外側を知覚することができない。つまり、どこまで行っても繭を超えて直接世界と触れ合うことができない。個人的には、このことが物心ついたころからの僕の現実に対する悩みであった。

わたしたちは、五感を通じてしか世界と関わることができないし、五感は繭を超えることができない。実態としての繭は、皮膚だったり、粘膜だったり、網膜だったりするかもしれないけれど、わたしたちを包む境界面という意味で僕はその境界面を繭と呼んでいる。ただし、この繭は認知的には不可知で、その存在を定義することが難しい。つまりぼんやりしていると繭の存在に気がつかないのである。

五感の中で、視覚と聴覚はとりわけ特別な飛び道具のような感覚だ。実際に自分の外側にある情報を自分自身が移動することなく感じることができる。視覚情報と聴覚情報はそれぞれ光と空気を媒介として離れたところから勝手にやってくる受動的な感覚だ。そういう意味では嗅覚も同じだが、嗅覚は視覚・聴覚と比較すると時間・空間解像度が異なっていて、わたしたちの現実を構築する要素としては弱い。

視覚・聴覚は単純な受動的情報というよりは、「注意」によってアクティブに修飾・フィルターされ続けているのでアクティブな情報と言っても良いかもしれない。それは、触覚のように自分でアクティブに動かないと得られない情報と異なっているが、意識的に情報にフィルターをかけ続けているという意味では同じかもしれない。

見えるものは存在する。それはその存在を信じているからだと言い換えることができる。では、存在はわたしたちが何を信じているかで決まるのか？

稲見先生の講義に出てきた「Seeing is believing, but feeling is the truth」というフレーズは、現実認知にまつわる視覚と触覚の特徴と違いをうまく表した言葉だと言えよう。視覚的に存在しているというのは、その存在を信じているだけであり、物理的存在を確認したわけではないし、視覚のみでの物理的な存在確認は本来できないのである。存在を確認するには実際に触れることでしかなし得ないし、それが真実なのだというのはその通りだと思う。

よく僕らは普通では信じられないような体験を誰かに話すとき、「これは本当なんだよ！だってこの目で確かに見たんだから」というような表現をする。それを聞いたヒトは、本当に見たかどうかについての判断は保留するかもしれないけれど、もしそれを本当に見たのだとしたらその真正性を疑うことは少ない。つまり肉眼で見たものは確かに存在するということが人間社会の共通の同意事項として存在しているのは面白い。

もし同じものを一人ではなく二人が同時に見たとすると、二人の間では自分たちは同じタイミングで同じものを見たという合意が生まれ、見えたことに対して疑うことはない。見たものの見えたものが誰かに操作されて見せられている可能性を否定できないのに、その主観的体験に対して疑いを持つことはほとんどない。それだけに「現実」を疑い、それを定義するという作業は意識的に行わないと本当に難しいし、情報技術が現在のように発展する以前の人間社会では疑う必要がなかったということになる。五感で感じる世界は裏切らないから。

そういう認知機能によってわたしたちの脳内で形づくられる現実に対する介入はどのようなものがあるかを考えてみると、稲見先生が指摘する「痛み」というものが重要な要素として浮上してくる。

わたしたちは、普段現実に対して無自覚すぎるので、現実を疑うこともしないし、その本当の姿を現実が突きつけてくることはあまりない。そんな日常を送っているわたしたちに現実の本当の姿を断片的に見せてくれるのが「痛み」なのかもしれない。

痛みは無視することも順応することも難しく、痛みの原因が取り除かれない限り常に脳内の認知の中心にどっしりと構えて動かない。つまり、痛みは現実と直結しているのである。

稲見先生の「痛みや感覚こそが真実に近い」というのは、そのような視点で現実の本質をピンポイントで表現していて流石《さすが》だと思わされる。

もし没入型の現実と侵襲型の現実の二つがあるとしたら、痛み以外の感覚で作り上げられる現実は没入型で、わたしたちが日常過ごしている現実であり、現在のXR技術を使うことでもある程度再現可能だろう。

しかし、そこでは現実と地続きな人工的な現実は生まれてこないのではないか。ただぼんやりと生きていける没入型の人工現実と、「痛み」を伴う人工現実は全く異なるもののような気がしている。生命維持に必要な認知的に切実な情報である痛みは、自身の身体のみならず命の危険と直結していることから、より強い現実とのつながりをつくり上げる。

議論の中で、僕が理研で作ったSRという技術を紹介した。SRでは必ずしも痛み刺激を与えたりしないが、現実と区別ができない人工現実が現実に混在することによる強い不安が沸き起こる。この不安は、痛みが常に認知の中心に存在して振り払うことができないように、常にわたしたちにどれが本物なのかと問い続ける人工現実に近いのかもしれない。つまり、真正の現実に直面するためには、不安を感じることのない没入型のぬるい現実から、命の不安を覚えたり痛みを感じたりする現実に移行する必要があるのかもしれない。それが、現実を科学することなのではないかと考えている。現実科学とは、わたしたちの脳に認知的負担を強いることで新しい現実を起動させる極めて知的な探検なのだ。

稲見先生から出た能の幽玄とSRの関係は、SRを自分自身で初めて体験したときから僕もずっと考え続けていた。能楽師の安田登さんとも何度か議論したことがあるし、レクチャーシリーズに登壇いただきその議論を第7章で紹介するが、生者と死者の境界が曖昧な能空間で舞うことの楽しさは体験した人にしかわからないよと安田さんに言われると、能を嗜《たしな》んでいない（一時お稽古に通っていたが挫折した）僕は悔しくなる。ティモシー・リアリーが言う「バーチャル・リアリティは新しいドラッグである」というのは、まさに同じことを言っているのだろう。信長が徹夜で能を舞っていたという話を安田さんから聞くと、本来の能は依存症すら引き起こす力を持っているのかもしれない。現代の能楽からは想像はつきにくいのだが。

能はテクノロジーを介することなく、能舞台と装束、音楽を通じて脳が作り上げる世界で遊ぶ文化である。XR技術はデジタル仕立ての舞台でさまざまなアクティビティを行うことができる。能とXRが異なっているのはリモート空間を同期させる仕組みくらいで、それ以外の設《しつら》えは脳を中心として考えるとほぼ一緒だと考えていいだろう。

ただし、一般的なXRの場合には、現実とは異なるどこか別の場所であって、いまここと地続きではない。一方SRはいまここから地続きに広がって溶け込む人工的な空間なので能により近い。初めてSRを体験したときに感じた幽玄という実感はあながち間違っていない。

そのような地続きに拡張された現実の特徴は、見たり聞いたりすることで得られる視聴覚情報に関する確信度にグラデーションが存在するということだろう。通常の現実空間では、見えて聞く情報を疑うことはない。つまり確信度は常に100パーセントである。しかし実際にはこの確信度は、複数の感覚が統合される段階で常に更新され続けている現実特有のものである。いまここではないXR空間では、ここではないということが分かっているのであるから確信度は全体的に低い。そのためグラデーションをもたせることが困難である。

確信度は何を信じて何を疑うかという主観的なものなので、実は確信度のグラデーションは全員異なっている。わたしたちは大人になるにしたがって、グラデーションを手放して現実を疑うことがなくなる。答えがない問いを問い続けるのはつらい作業だから。

現実科学とは、わたしたちが信じている現実を疑い常に更新し続けることである。ある意味、認知負荷が高い作業なので脳は嫌がるが、真の現実に立ち向かうために必要である。現実科学を考えるにはこの痛みを受け入れる必要がある。そして、その痛みは、誰のものでもない誰とも共有不可能な自分自身のものなのである。

稲見先生の、現実とは「自己」である、言い換えるなら「痛み」と言っても良いかもしれないという言葉は、現実の本質を突いている。

現実科学とは何かを考えるにあたって、レクチャーシリーズの第一回でこの点にたどり着いたことは幸運である。

「現実科学ラボ・レクチャーシリーズ vol.1　稲見昌彦さん」のフル動画を左記のＱＲコードからご覧いただけます。

第2章

「現実とは『DIY可能な可塑的なもの』」

——市原えつこ

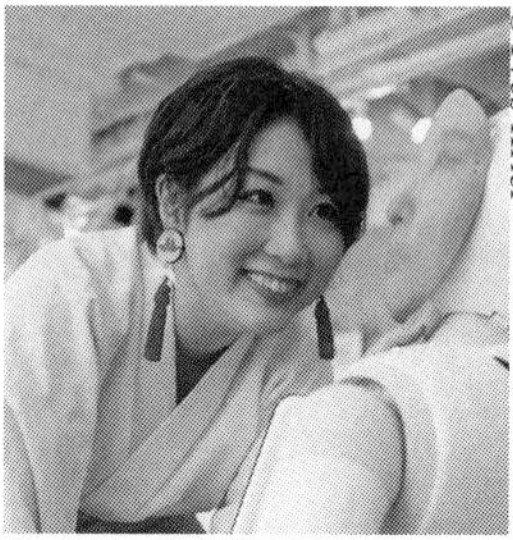

市原えつこ（いちはら　えつこ）

アーティスト、妄想インベンター。日本的な文化・習慣・信仰を独自の観点で読み解き、テクノロジーを用いて新しい切り口を示す作品を制作する。主な作品に《セクハラ・インターフェース》、《妄想と現実を代替するシステムSR×SI》、《デジタルシャーマン・プロジェクト》（第20回文化庁メディア芸術祭エンターテインメント部門優秀賞受賞）など。

（2020年9月30日 開催）

＃レクチャー

人間の脳ってこんなに雑で適当なんだ

メディアアーティスト、妄想インベンターという、謎の肩書で活動している者です。「デジタルシャーマニズム」をテーマに、日本の民間信仰とテクノロジーを融合させたら何が起こるのか？　ということに一貫して興味を持って、作品を作り続けています。

今日は「現実小噺」みたいなのをいろいろ持ってきたので、まず「制作から学んだ＃現実とは」についてお話ししたいと思います。

私のデビュー作は『セクハラ・インターフェース』という、生の大根が並んでいて、触るとただ喘ぐだけ、っていうくだらない作品。２０１１年に作り始めて、２０１３年に藤井先生に出会う機会があり、藤井先生のＳＲ（代替現実）と『セクハラ・インターフェース』を組み合わせたら新しい体験ができるのでは？　という謎実験を一緒にやっておりました。

この「妄想と現実を代替するシステム　ＳＲ×ＳＩ」は、虚構と現実の区別が付かなくなるＳＲと喘ぐ大根を合体させることで、虚構のお姉さんを触れるようになるというものです

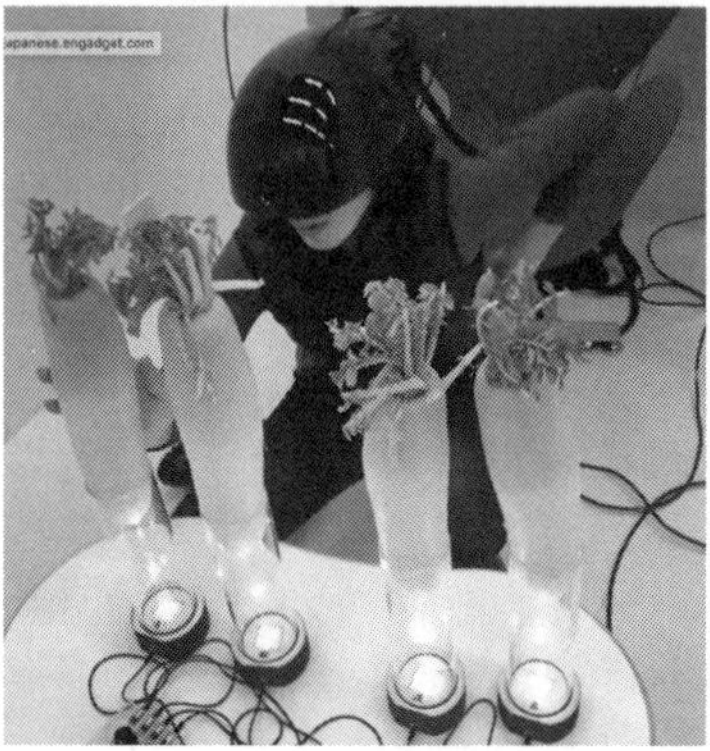

©Etsuko Ichihara

（上の画像）。体験されたみなさん、すごい恍惚とした表情をされるんですけど、実際に触っているのはただの大根（笑）。とはいえ地味にいろいろと作り込んでいて、いくつか仕掛けがあるんですね。例えば体験者の心拍を測っていて、心拍が上がったときに、お姉さんが「私もドキドキしてきちゃいました」と言いながらキスしてくれたりする。実際には自分がシュッと香水を振りかけて、マシュマロを湿らしたものを唇に当てているだけなんですけど。

　それでも体験された方はみんなすごくいい笑顔を浮かべて、満足してくれるんです。体験自体は個別でするものですが、同じ体験をみんなで共有しているからか、初めはぎこちない空気なんですけど、最後は肩組んでラボを出てきましたね。いや、肩は組んでないか（笑）。

　この時に初めてＶＲ的なものと接触したんですけど、人間の脳ってこんなに雑で適当なんだ、と思って面白かったですね。みんなわかっているんですよ、目の前にあるのは大根で、実際にはお姉さんはいないことはわかっているんですけど、それでもあえて虚構に飲まれに

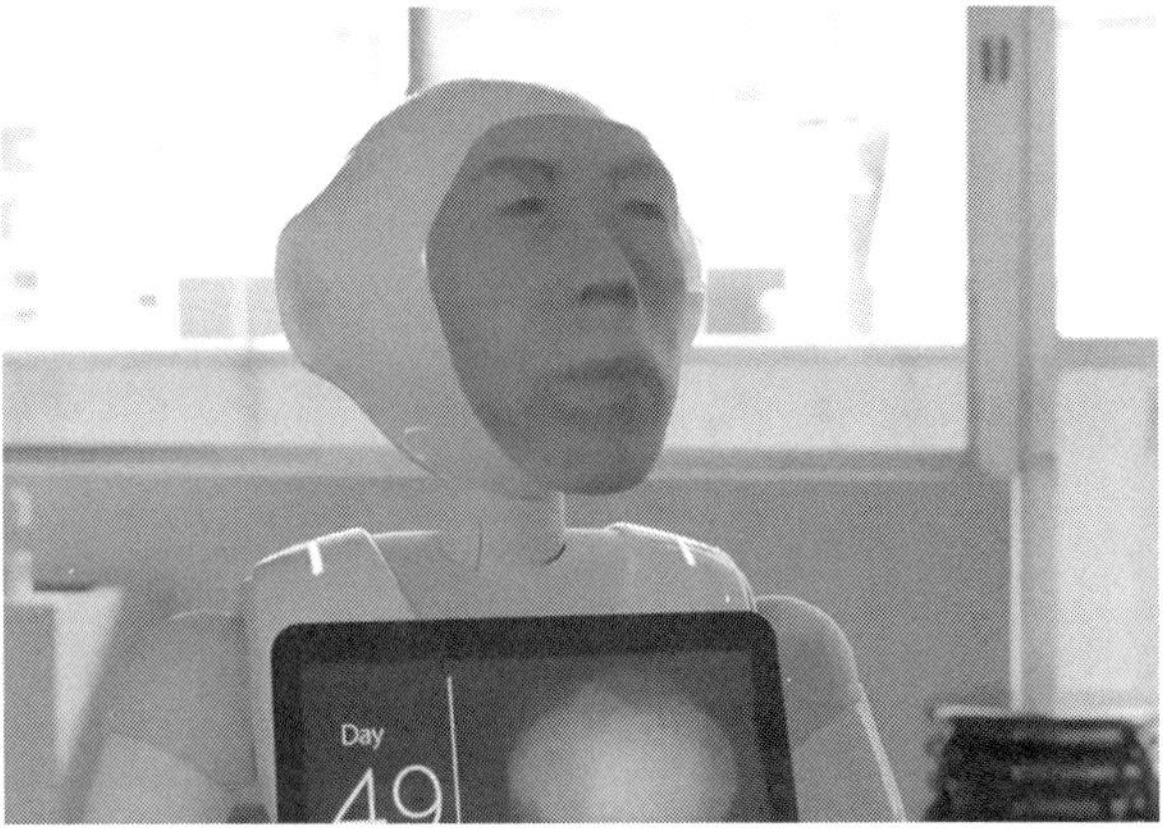

©Etsuko Ichihara

行っているというか。虚と現実の狭間で自我を押し返したみたいな瞬間があって、それも面白いなと思いました。

テクノロジーはどこまで「死」に近づけるか？

次に紹介する「デジタルシャーマン・プロジェクト」は、誰かを失った人にとっての現実に介入する作品です。きっかけは自分の祖母が亡くなったから、という動機でした。当時はちょうどソフトバンクのＰｅｐｐｅｒが流行《はや》り始めた時期だったんですけど、遺族のために、死後四十九日間だけ一緒に寄り添って、その人の代わりになってくれるようなロボットを作れないかと思って作ったものです（上の画像）。

このときに苦労したのが、その人の存在感とか、その人っぽさをどうロボットにコピーさせたらいいのか？　ということ。初めはＰｅｐｐｅｒの胸にあるタブレットに遺族の写真を表示して、「オジイチャンハ　コンナコト　イッテタヨ」とメッセージを届けてくれるようなプロトタイプを開発してみたんですが、作ってみたらコレジャナイ感がすごかった。現実空間に物理的にロボットがいるのに、タブレットでやれることをやってもしょうがないなと。

そこから方向性を変えて、顔を３Ｄスキャンしたり、肉声を収録したり、動きを記憶したりして、ガワの情報を残すことでその人っぽさが現実に滲み出るのではと思い、最終的につくったのは、その人の身体の特徴が宿ったロボットと擬似的に会話ができるというもの。そしてこのロボットとはずっと一緒にいられるわけではなく、四十九日目になったらサヨナラをしなくてはいけない。アプリケーションが終了して、元の状態に戻ってしまうという設計になっています。

この作品はある程度現実感をいじれるなと思いつつ、同時に亡くなった人との現実を捏造するのは危ないことだとも思わされました。最近はＡＩ美空ひばり*や韓国で話題になった亡くなった娘さんとＶＲ上で再会したお母さんの話など、どんどん死に介入するテクノロジーが増えてきていますが、こうやって虚構が現実に介入する場合に、どれぐらいの距離感で、いつまでやるのが健全なのか？　というのはガイドライン化されるべきホットな分野だと思っています。

自分はテクノロジーを使って、いわゆるメディアアートというジャンルで作品を作ることが多いんですけど、メディアアートの何が面白いかというと、絵画や映画と比べて、現実社会・現実空間に介入しやすいということ。デジタルシャーマン・プロジェクトでも、「死者と共生できるロボットが開発」と新聞のニュースとして社会に紹介されることになりました。その介入性こそが、この分野の面白さだなと思っています。

現実の書き換え作業としてのアート

私は大人になるまで、「現実に適応しなければいけない」と思いながら生きてきました。小学六年生の書き初めでは「平凡」と書いたくらい（笑）、とにかく普通に生きて、普通に死にたい、規範から外れたくないと思って。現実社会に対する強迫観念みたいなものがすごくあったんですよね。

大学を卒業してからも、普通に清く正しい新入社員をやっていて。職場の環境もよかったし、これで間違っていないのだろうと、社会の規範に合わせて生きていました。とはいえ、

＊ＡＩ美空ひばり……レコード会社などに残る映像や音声をもとに、昭和の大スター・美空ひばりをＣＧと合成音声により蘇らせるプロジェクト。２０１９年の「ＮＨＫ紅白歌合戦」に「出演」し賛否両論を巻き起こした。

うすうす生きづらさは感じていて、下積みや気遣いで息苦しい生活のストレス発散のために作品を作っていた。なので「アーティストになるぞ！」という志があったというよりは、現実逃避で作品づくりを始めたんです。

そうやってアートを作っていくなかで、意外と現実に適応するより、現実側をコントロールした方が生きやすいのでは？　と漠然と感じるようになりました。世界にはいろんな創作物がありますけど、創作物とは「作者が世界をどう認知しているか」が反映されたもの。自分もクソながら作品を作っていたので、自分の認知や現実のとらえ方をもとに作った作品を社会に投げかけることで現実に波紋を広げて、自分の周りの現実が変わっていくんじゃないかなと直感を覚えて、少し希望を持てるようになったんです。

これは持論ですが、あらゆる表現はクソ——本人の感情の澱《よど》み、生きづらさ、怒り、愛、欲望といったものが臓器で咀嚼されて、排泄されたものだと思うんです。だから最初は臭いんですけど、継続的な排便によってクソも徐々にレベルアップして、「繊細なクソ」や「たくましいクソ」に変化していく。そしてやがてはクソが褒めたたえられるようになる、そういうプロセスがあると思っています。

ただ、やっぱりクソを世の中に投げかけるにあたって、自分の未熟なクソを受け取ってもらうためには営業活動も必要になる。例えば私の例だと、活動初期のころは世の中に対してキャラ設定みたいなことをして、見よう見真似でプロフィールを書いたり、怪しい名刺やウェブサイトを作ったり、作品性が伝わりやすくなるように巫女の衣装をキメたり、無駄にアー写を撮ったり。それから作品がメディアで取り上げられやすくなるように、わかりやすいキャッチコピーや説明文を用意したり、なるべく美しく作品の宣材を撮ったり、ということもしています。そういうふうにいろんな小賢しいマーケティング活動をして、それによってだんだんメディアに取り上げていただける機会が増えてくるようになりました。

私、『虚構新聞』*が大好きなんですけど、作品がニュースとして配信されると、虚構のようなものが世に出ていくのが超楽しいなって思っていて。子供の頃から『はれときどきぶた』という、ある日豚が空から降ってくるのが現実化してしまった世界観を描いた本が好きで、それが体現できた気がするんですよね。言い換えれば、自分の狂気とか変態性に少しずつ値段がついてくるようになったとも言えるかもしれません。

いろんな人と仕事で関わるなかで、意外とみんな、それぞれの狂気や変態性、外れ値を持っているんだなと思うことがあります。完璧な大人たちの集合体だと思っていた社会が、結

＊『虚構新聞』……ありそうだけれども実際には存在しない「ニュース」を配信する、風刺・皮肉を狙いとする記事サイト。まれに虚構だったはずのニュースが後に現実に起こり話題になることも。

局は隠れた狂人が仮面をかぶって、どうにか適応しているだけなんだとわかってきて、そういうときに狂気解放運動をやってきてよかったなと思うんです。自分の狂気を共有すると、ほかの狂人と出会いやすくなる。誰しもにそれぞれの歪《ゆが》みみたいなものがあると思うんですけど、その歪みを出した方が、他者のいびつな部分と共鳴して、自分にやさしいコミュニティを作れるんだなと実感しています。だから私は、自分のための「現実の書き換え活動」をおすすめしています。

日本人は「AR民族」かもしれない

自分の興味分野は「性」から「死」に移り、2016年くらいからは「祝祭」にハマっています。狂気の話ともつながってくるんですけど、現代社会っていろんな人が去勢されているというか、それぞれがいびつな部分や暴力性を持っているはずなのに、それがきれいにクリーニングされていることに大学生の頃から違和感を持っていました。その現実社会のなかで、もともと人間が持っている暴力性や変態性が平和かつポジティブに表に出るのが、奇祭や祝祭という営みなのではないかと気がついたんですね。

最初に興味を持ったのは秋田県のナマハゲで、それを東京に移植する『都市のナマハゲ』という映像作品をISIDイノラボさんと作りました。『PSYCHO-PASS』*の世界観とも似ていますが、「ナマハゲ台帳」っていう治安維持のSNSがあって、そこで人々の悪事が通報され、規定値を超えてしまった場合はナマハゲが躾《しつけ》に来る。ただ、映像だとどうしても現実への浸食具合が弱いなと思って、実際に都市空間に異空間を発生させるために始めたのが2019年の『仮想通貨奉納祭』でした。

これは世界中から仮想通貨の投げ銭を集めて、地域や神社に奉納して都市の豊穣を祈るためのお祭りです。当日は奉納用のビットコインウォレットを公開して、ビットコインが五回連続で着金すると「ワッショイ・セレブレーション」という謎の機能が発動したり（笑）。実際に東京の中野区の川島商店街さんでやらせてもらって、参加者の展示品や仮装も積極的に受け付けて、本当にさまざまな方の狂気が花咲く奇祭になったんです。

これは自分にとっての白昼夢のような光景を商店街に残すことができてよかったと思ったんですけど、その時に思い出したのが、能楽師の安田登さんが「日本人はARの民族だ」とお話しされていたこと。要するに日本人って昔から見立ての力がめちゃくちゃ強くて、能も

＊『PSYCHO-PASS』……近未来の日本を舞台とするSFアニメ。「シビュラシステム」により個人の「犯罪係数」がスコア化される高度の管理社会を舞台に、犯罪者予備軍の排除に従事する公安局のメンバーの活躍と葛藤を描く。

そうだし、枯山水もそう。いまで言うプロジェクションマッピングのような超派手な演出もないはずなのに、昔の日本人はさまざまなものに目に見えないものを観る力があったという話をされていて、なるほど！　と衝撃を受けたんですね。

　でも生活が合理化されていくにつれて、徐々に見立ての感覚は追いやられていってしまった。そのときに安田さんがおっしゃっていたのは、現代人には「脳内ＡＲ」の訓練が必要だということ。そのための養成ギプスがホロレンズ*であり、ホロレンズを着けて、本来観えるであろう演出を観ながら能を体験して、後半から外して素《す》の自分の力で楽しむという訓練ができるのではないかと話をしていたんです。

　ここ数年、プロジェクションマッピングのように人が集まってスペクタクル型に同じものを観る体験がテクノロジーの世界では主流ですが、これからはむしろ、それぞれが脳内のＡＲを孤独に鍛えて異次元に飛んでいく。そんな時代になるのかもしれないと思っています。

現実をＤＩＹせよ

　最後に、「コロナ禍における#現実とは」という自分にとって大きなテーマについてお話ししたいと思います。

　自分が日常的に感じる痛みやストレスを発見して、それをアイデアに変えていくサービス設計の手法は「ペインキラー」と呼ばれますが、コロナ禍は本当にペインだらけ。移動も自粛だし、いろいろな楽しみも中止されてるし、感染の恐怖もある。そのなかで自分にとって最も切実だったのが、移動や旅ができないこと。飛行機の座席で機内食を食べながら映画を観る、あの瞬間を心から味わいたいがために、自分で機内食をこしらえて、酒も飲み放題にして、ｉＰａｄで航空映像を流して、スマホを機内モードにして、アマゾンプライムで映画を観たり、ＡＮＡの機内ビデオを観たり。ほぼほぼ機内では？　という趣味をコロナ禍の最中に始めました。

最初に作ったのは給食のようなメニューになってしまったんですけど、徐々に上達していって、三回目にもなるとまぁまぁそれっぽくなったんですよね。「あ、機内だな」という感じになってきて。これをソーシャルメディアで公開しながらやったんですけど、意外と共感されてバズったんです。世界中でたくさんの人が同じ苦しみを持っているからなのか、日本だけでなく、中国や台湾のメディアでも紹介されることになり、自分でも機内体験を再現する人が増えてきました。なかには自分の娘さんの誕生日に作ったという方もいて、そんなふ

＊ホロレンズ……マイクロソフト社が２０１６年に最初に発表したヘッドマウント型ディスプレイ。ゴーグル型のデバイスを装着することで、現実世界にＣＧを重ね合わせたＭＲ（複合現実）を体験できる。

うにもこの体験を使えるのかとビックリしましたね。

　こうやって自分で現実の体験を真似して作っていくなかで気づいたのは、現実を認知するときには、特に依存している感覚があるんだなということです。最近親しい友達と話していて驚いたんですけど、旅という同じ体験ひとつ取っても、その人が重視する体験や知覚が自分とは全然違う。自分は見ての通りすっごく食いしん坊でお酒も大好きなので、旅行や出張とか行ってもいちばん楽しみなのは味覚での体験になる。でもその友達は味覚が鈍いらしく、いいものを食べても全部同じに感じるんだそうです。代わりに旅行に行ったときには風景を見るのが好きだったり、危ない国に行ったときの冒険っぽい体験が好きだったりする。

　今後、旅行をはじめいろいろな体験がバーチャルになっていくと思うんですけど、リアルと比べていろいろな知覚がすっぽ抜けるなかで、「最低限ここは残しておく」というフォーカスを絞っておくと、ちゃんと刺さる体験になる。万人受けはしないかもしれないけれど、自分のポイントをわかってくれる同類に刺さるものになるんじゃないかなと思っています。

　今回プレゼン資料を作って気づいたのは、現実って無数にあるんだなということ。現実ってひとつじゃないし、それぞれがＤＩＹしていいもの。みなさんも、自分の現実を作っていくとよろしいのではと思いました。

境界をまたぐための作法

藤井　市原さんを見ていると、いろんな境界をまたぐときにやっぱりキャラクターにならなきゃいけないなと思うんですよね。巫女というポジションを見つけて上手《うま》い具合に使っているのは、すごくフィットしていて上手だなと思うんですよね。

市原　もともと周囲に埋没したいと思っていた人間なので、そんなに自我が強くなくってですね。立場的にも媒介者というか、人やテクノロジーとかを媒介して、組み合わせることで何か新しいものをつくりたい、あるいは目に見えない世界とテクノロジーを使った具現化の世界をつなげたいと思っていて。そういう活動のコンセプトをわかりやすく示すために、巫女の格好をしているのかもしれないです。

藤井　いろんな境界の取り払い方があると思うのだけれど、市原さんの場合は、「ザクッと切って本当に臓物を全部出しちゃう」みたいな考え方じゃなくて、「薄皮一枚剝いだら何か出て来た」みたいな。元の世界にもきちんと戻れちゃうんだよね。そこがセンスがいい。

市原　スーパーから帰っているときに変な妖怪をちょっと見たみたいな、それくらいがいいかなって。

藤井　そう、あるところではすごく深くエグッているんだけど、全体で見たらそんなに深くエグッていなくて、でもその深くエグられたところが記憶に残って「なんなのこれ?」って思う。その微妙な匙《さじ》加減がいいなと思うんです。

作品というアイドル

藤井　市原さんの作品には、「死」が常にまとわりついている。途中でそれをテーマとして見つけたと思うんだけど、そこを怖がらずにズイズイ行っちゃうところが面白いなといつも思っています。

市原　結構怖がりながらやってますけどね。そんなにバッシングに強いタイプでないので、どこまでならギリギリ現代の人の心が許せるのか?　をすごい慎重に考えています。例えば企業が同じことをやって炎上したらリカバリーできないかもしれないけど、「一人の変なアーティストがやっちゃった事案」だったら本人がバッシングされるだけですむところがある。そこで倫理観とか、人の現実社会や未来への認識が拡張するんじゃないかなっていう謎の使命感があって。普通の研究やビジネスではできない、わざわざ手間をかけて作品を作って世に出す意味ってそこにあるのかな、と思いながらやっています。

藤井　市原さんはそれで食べているんだもんね。

市原　そうですね、なんで食えてるんだろうって感じですけどね（笑）。とはいえ、先ほどお話しした通り計算に計算を重ねているところもあって。本当に自分がやりたいからっていう純粋な興味や動機はもちろんあるんですけど、それだけでやるとあさっての方向に行ってしまったり、誰にも見られなかったりするので、単純にコストパフォーマンスが悪いなと思うんです。

アーティストの八谷和彦[*]さんが、作品がアイドルで、自分はそれを売り出しているプロデューサーだと話していたんですけど、自分もその感覚にすごく近くって。「作品」っていう、自分がプロデュースしているアイドルがいるから、ちゃんと世に届けてあげたい。そうやって自分の作品をマネジメントするべきタレントみたいな感じで考えているところがあるんです。

いまもコロナ禍で価値観が変わりつつあるなかで、「デジタルシャーマン・プロジェク

＊八谷和彦……メディアアーティスト。クマがメールを運ぶ「ポストペット」の生みの親で、「風の谷のナウシカ」に登場する飛行機「メーヴェ」のような飛行装置を制作したことでも知られる。東京藝術大学教授。

ト」もテレプレゼンスの新しいかたちといった別の文脈で取材依頼が来ることもあって。そうした世の中の動きを見極めつつ、タレントのように作品プロデュースするのもすごく大事なんだろうなと思っています。

狂気の足りない時代に

藤井 コロナ禍の現実というところで言うと、「三密を避けなきゃいけない時代の祭り」ってどうやったらつくれるんだろう?

市原 祭りは「密」であるところに宿っている気がしているので、それをどうやって分離して祝祭性を担保できるのかって、けっこういま重要な課題かなと思います。

藤井 ちょっと前にAfro&Co.の中間理一郎*さんが、フェスができないからみんなで車で集まって『DRIVE IN FES』というのをやっていて、あれいいなと思ったんですよね。

市原 なるほど。それも祝祭性があるかもしれない。暴力的な、人が死んじゃう祭りってありますものね。

藤井 全然関係ないんだけど、すごいくだらないインターフェースを思いついたんですよ。身体に磁石を身につけていて、人が近付いたときだけスイッチが入る。それがランダムに起きるから、磁石にスイッチが入っちゃったら、その人とつながっちゃうわけね。磁石を身体のどこかに付けとかないといけないルールで、例えば背中に付けてたら近くの人と背中合わせになる。

市原　日常とは違う体の動きをせざるを得ないっていうルールを作るのは、いまの状況を逆手に取っていて面白いかもしれないですね。

藤井　無理矢理そこでルールが適用されるから、何かが壊れるんだよね。

市原　何かしらの違和感も、退屈な日常を異化できる新しい現実の要素になる。祭りって、いつものクソつまらない日常を脱出するための仕組みだと思うので、身体に制限を加えたり、変わった状況にすることによって、意外と祝祭感が立ち上がるかもしれないですね。

藤井　そこでは無理矢理な暴力性ってのも必要なんでしょうね、ある程度は。

市原　今年はおとなしく外出せずに生活しているんで、暴力性が蓄積されている感じがする。

藤井　たまに思うけど……「狂気が足りない、俺には」と思う瞬間があって（笑）。

市原　いまの社会では正しさが圧倒的に優先順位として高くなってしまっている感じがするんで、暴力性や常軌を逸したものに飢えているのかもしれないですね。でも、たぶんそうい

＊中間理一郎……「アフロマンス」の名で活動する体験クリエイター／クリエイティブディレクター／DJ。野外フェス「泡フェス」の全国展開をはじめ、世の中に熱量を生み出す数多くのイベントを手がける。

う人は多いんじゃないかな。

藤井　市原さんのチャンスじゃん。

市原　最近、いま自分が何に飢えているんだろう？　って考えるのが楽しくなってきて。フタをしているけど溜まっているものがあるんだろうなと。ペインキラーじゃないですけど不満から新しい作品が生まれることもあるので、それを見ていくとまた新しい何かができるのかなと思っています。

藤井　最後に、市原さんにとっての現実とは何ですか？

市原　ＤＩＹ可能な可塑的なもの。何か普遍的ではないものじゃないかと思います。

振り返り：現実とは『ＤＩＹ可能な可塑的なもの』

市原さんは今ではメジャーなアーティストとして国内のみならず国外含め各所でひっぱりだこである。そんな市原さんの存在に最初に気がついたのは、彼女の代表作である「セクハラ・インターフェース」をＴｗｉｔｔｅｒで見た時だった。

セクハラ・インターフェースは「喘ぐ大根」という、見るものを今ここではないどこかにぶっ飛ばしてしまう強烈なアート作品である。大根にはタッチセンサーがついていて、人が大根に触れることであらかじめ記録されていた喘ぎ声がランダムに再生される。仕組みとしては非常に単純なのに、大根という静的なオブジェクトとヒトの喘ぎ声という極めてプライベートな性的情報が組み合わさり強いインパクトを与える。

体験した人は、一体これはなんなのかとその意味不明さに悩むし、そんなことを悩むこと自体がバカバカしくなる絵面に途方に暮れる。そもそもパブリックな場所で、本来は秘すべき喘ぎ声を発生させることが倫理的に良いのかどうかも分からないし、一方で喘いでいるのは大根なのでそんなことを考えること自体が無意味なのかもしれないと思い直して、その間を行ったり来たりしながらついつい大根をなで続けてしまう。

そんな市原さんのセクハラ・インターフェースのインパクトに驚きを覚えて、もしかしてこれをSRと組み合わせたらもっと訳のわからないものがつくれるのではないかと思って連絡を取ってみた。その結果出来上がったのが「SR×SI」という作品である。

SRのヘッドセット越しに見えるのはOLのお姉さんで、体験者は目の前に近寄ってくるお姉さんの脚に触っているつもりで、実際に触っているのは大根で、しかもその大根が喘いでいるという一体誰のための何のための作品かわからない体験を作った。

市原さんはその後、さまざまな作品を次々と発表し、アーティストとしてメキメキと頭角を現していった。僕はその作品の中で、市原さんの「デジタルシャーマン・プロジェクト」のペッパーとかnao等のロボットに乗り移った魂として時々ナレーションをお手伝いした。死んで49日間だけ蘇ったおじいさんになったり、天狗になって神通力を発したり、最近だとインチキ臭い脳科学者として未来の寿司について語ったり。

作品作りで僕に声をかけてもらえるのは光栄ではあるけれど、世の中には僕なんかより上手な人がたくさんいるのにといつも少し申し訳ない気持ちになる。でも、もしかしたら僕が市原さんのことを面白がっているのと同じように、市原さんも僕のことを面白がっているのかもしれないと思うとちょっと嬉しい。

そんな感じで、市原さんとのお付き合いは結構細く長いのだが、彼女をレクチャーシリーズのゲストに迎えて、現実についてどのように語ってくれるのかは興味津々であった。

市原さんは、女性ではあるけれど中身はかなりの「おっさん」であり、元おっさんで今はじいさんになりつつある僕と似たような世界観を持っている。しかし、彼女の提示するものがたり表現はそんな薄っぺらいものではなく、土着的で縄文的な強さと美しさに根ざしている。

僕は、市原さんは、今ここではない異世界のものがたりを作り出す天才だと思っている。その作品を体験する人は、ものがたりに否応なく巻き込まれていく。

市原さんは、自分の作品や世の中について表現するときに、クソという言葉を使うことが多い。レクチャーシリーズの書き起こしを読んでみても、いたるところにクソが出てくる。正直なところクソという言葉を公の場で使うのは繊細さを要求されるが、市原さんはそれを炎上直前のギリギリのところで使っている。とはいえたまに炎上することもある彼女の活動は、そのギリギリのところが面白いと思うし、昔は命綱なしでやっていた活動が、現在は一定のセーフティマージンを見えないところで取りつつ行われているのを見て、プロってこういうことだよなと思うことが多い。彼女が言うところの社畜時代の命綱なしの抜身《ぬきみ》の迫力から、同じ力強さを保ちながらよりサステナブルでプロのアーティストとしての表現にきれいに移行しているのは興味深い。うまく行っているアーティストはみんなそこが上手だ。

市原さんの作品は、常に虚実の狭間を行き来することを要求する。作品の見た目の奇抜さに最初は目がいくのだが、その虚構の後ろに控えているものがたりを知ることで自分のいる世界が微妙にねじ曲がっていく。僕が薄皮一枚剝いだらなにか出てきたと表現した感覚がそれだ。虚構だと思って安心していると、気がつくと現実の自分自身のものがたりになっていく。身体が巻き込まれる種類の巻き込みではなく、自分自身の日常の当たり前が歪んで巻き込まれていく。


わたしたちは、目で見て耳で聞くこの現実世界を信じている。現実はわたしたちを裏切ることがないからだ。しかし、果たしてわたしたちが信じているこの現実世界は、本当の現実世界を正しく反映しているのだろうか。所詮わたしたちは、自分自身の五感を通じてでしか現実世界を知ることはできない。

たとえば、視覚については、一定の波長の範囲しか認知することはできないし、聴覚も同じだ。人間は電磁波を感じることはできないし、実際のところ現実世界に存在するすべての情報にアクセスすることができるわけではない。しかしながらわたしたちは、世界の情報のごく一部であるアクセス可能な世界が世界の全てだと思いがちで、さらには脳が認知している意識的な情報というさらに圧縮された情報空間で現実世界のものがたりを構築している。言い換えるなら、わたしたちは脳が作った小さなものがたりの中で生きている。

たとえば、デジタルシャーマン・プロジェクトでは、亡くなった人の存在と関係性に関するものがたりを提示することで、認知的現実世界を操作し、虚実の境界を少しだけ虚側に広げてあげる。そうすると、環世界が少しだけ広がるのだけれど、それによって生まれる人の認知の歪みが、環世界のすべてに歪みをもたらす。ものがたりの世界が改変されるのである。もし、亡くなった人が49日間ロボットの身体に乗り移って家族と過ごすとしたら、家族は社会はどう変わるのか、そのような新しい現実世界のものがたりを想像し、そのなかに自分を置いてみると考えるだけで、わたしたちの環世界はぐにゃりと歪んでしまう。

市原さんの特徴は、デジタルシャーマンを例に取ると「この作品はある程度現実感をいじれるなと思いつつ、同時に亡くなった人との現実を捏造するのは危ない」というように、ものがたりの提示の仕方がギリギリを攻めていることだ。

アーティストが作品体験者の環世界に歪みを与えるものがたりは、現実を操作するという点で、絵画や映画と比べて、現実社会・現実空間に介入しやすいし、そのインパクトは介入が終わった後にも、残留応力のような見えない歪みとしてわたしたちの環世界の中に残りつづける。わたしたちの環世界は、生まれてから現在までに脳が作り上げた、ものがたり消費のための無意識で構成された認知機能なのだと言い換えることができるのかもしれない。

市原さんが、「性」から「死」を経て「祝祭」に移行したのは興味深い。自分はこうあるべきだという現実社会の規範に合わせなければいけないという強迫観念に対するカウンターとしての「性」だったのかなと思うし、その延長としての「死」というのはよく分かる。

わたしたちが生きている世界では、「死」は徹底的に隠蔽されている。日本では、毎日4000人近くの人が死んでいるにもかかわらず、その死を実感することは難しい。葬儀という死の隠蔽の仕組みは年を経るごとに効率化され、そのコストも低下している。誰もが通る道である死は、そこに何のものがたり性を与えられることもなく、右から左に流され、忘却されていく。忘却される側としての死者はそれで良いかもしれないが、残された側は本当にそれで良いのだろうか？

稲見先生が「現実とは自己である」と言ったように、死によって自己がなくなってしまえばその人の現実は途切れてしまう。しかし、その人は、誰かの現実というものがたりの一部である脇役だ。現実が各自が生きるものがたりなのだとすれば、そのものがたりの登場人物の最後には何らかのしめくくりのものがたりを与える必要があるのではないだろうか。もし、それが行われなければ、第一九回のレクチャーシリーズに登壇いただいた、小御門優一郎さんの現実の定義を借りるなら、「膨大な伏線が全く回収されないまま」になってしまう。わたしたちは、気がついたらこの世にいて、気がつけば突然死んでいる。それぞれの人生というものがたりがどこにもつながらない、それが巧妙に死を隠蔽できるようになった現代の現実なのかもしれない。

そんな味気ない世界の救いが「祭り」だ。この世に生きたまま、祭りという社会の規範を取り払った非日常空間に入ることによって、生み出されるものがたり。そこでは忘れられた死者とのつながりを取り戻すこともできる。死の隠蔽に対するカウンターが祭りであるのなら、市原さんが、「死」のあとに「祭り」にたどり着くのも道理だろう。

同じように塚田有那氏の、最近の著書『RE‐END――死から問うテクノロジーと社会』や遠野への傾倒も同じ問題を共有していて興味深い。そこに共通するのは、テクノロジーによる「死」の現代的な再定義なのではないか。

その課題に対して、塚田さんが遠野という土地の力を借りて向き合っているのに対して、市原さんは都市のなかに異物としての土着性を持ち込むことで解決しようとしている。どちらもわたしたちの人生というものがたりに、失われた彩りを取り戻す作業のように思えるし、それがなぜ今行われているのかという時代性と同期性も興味深い。

祭りは、期間限定で行われる特別な営みだ。祭りの間に身体に溜め込んだ社会が生み出す歪みを一気に開放して、あるべき形を取り戻すイベント。それは集団の中で瞬間的に発生するものかもしれないけれど、市原さんの作品を見ると、アートという形をとれば同じことが個人のレベルで定常的に可能なのだなと思う。

市原さんの、「現代人には『脳内ＡＲ』の訓練が必要で、それぞれが脳内のＡＲを孤独に鍛えて異次元に飛んでいく。そんな時代になる」という言葉は、市原さんがこの世界を見ている見方そのものだろうし、「現実」を脳の外側と内側から理解して定義したいと考えている僕と同じ方向を向いている。

現実は人の数だけ無数にある。それはわたしたちの脳の中に存在するもので、それゆえに、「現実とはＤＩＹ可能な可塑的なもの。何か普遍的ではないもの」という市原さんの言葉は、アーティストとして現実を操作する側の視点として極めて真っ当で信頼できるものと言えるだろう。現実科学は、現実を理解するフェーズと、現実を操作するフェーズの２つがあり、アートはその両方にまたがった表現なのだ。

「妄想と現実を代替するシステム　ＳＲ×ＳＩ」（本文49ページ）の動画を左記のＱＲコードからご覧いただけます。

デジタルシャーマン・プロジェクト「故人がペッパーでよみがえり、テクノロジーで弔う『四十九日』」（本文51ページ）の動画を左記のＱＲコードからご覧いただけます。

第3章

「現実とは『あなたを動かすもの』」

――養老孟司

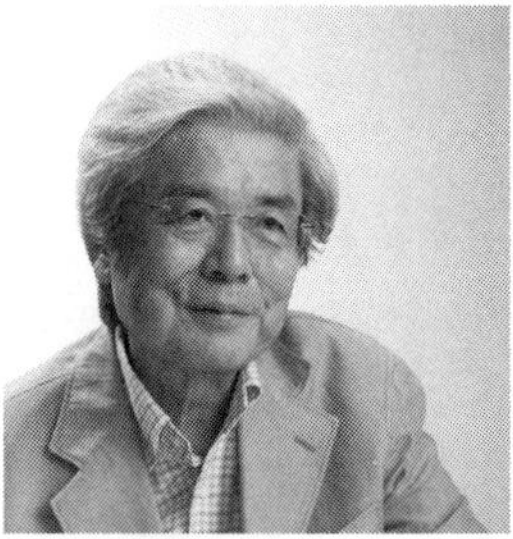

養老孟司（ようろう　たけし）

解剖学者。東京大学医学部卒。東京大学名誉教授。2003年に発売された『バカの壁』（新潮新書）がベストセラー第1位となる。また新語・流行語大賞、毎日出版文化賞特別賞を受賞。『唯脳論』（ちくま学芸文庫）、『「自分」の壁』『遺言。』（以上新潮新書）、『半分生きて、半分死んでいる』（PHP新書）など著書多数。大の虫好きとしても知られ、2015年鎌倉の建長寺に虫塚を建立した。

（2020年12月12日 開催）

#レクチャー

数学者にとっての現実とは

　私が最初に現実ということについて考え出したのは、たぶん『バカの壁』を出すちょっと前、2000年代の初めぐらいだと思いますね。大きなきっかけになったのは、フランス人神経科学者のジャン＝ピエール・シャンジュー*と、数学者のアラン・コンヌ**の対談集だったんです。そのなかでピエール・シャンジューが質問をしてるんです。「数学の世界は実在ですか？」と。そうするとコンヌは、ほとんど間髪を入れずに「それは実在です」と答えるんですね。僕はそこで驚いて、当時たまたま東大の数学の先生と飲む機会があったから、飲ん

*ジャン＝ピエール・シャンジュー……フランスの神経科学者。著書に『ニューロン人間』『脳と心』、数学者のアラン・コンヌとの対談を収めた『考える物質』など。

**アラン・コンヌ……フランスの数学者。著書に『非可換幾何学入門』、『時間とは何か、空間とは何か』（共著）など。

でる最中にいきなり「数の世界は実在ですか?」って聞いてみたら、「それは実在です」と、アラン・コンヌと同じ答えが返ってきた。

普通の人って数学を抽象的概念、つまり実在とは違うものだと思っているんだけど、そのとらえ方は人によって随分違うんだなと。じゃあどうしてそういうことになるのか? と考え出したのが最初ですね。それで、『バカの壁』にも書いたことを覚えていますけど、結局、頭の中に何かそういう概念があると、その人の出力、すなわち行動が変わるんですね。外部的にはそれ以外に確かめようがないので、その人の行動を変えるものがその人にとっての現実、あるいは実在であると言えるんじゃないかと思うんです。

脳が現実を勝手に決める

講演している時によく言うんですけど、演壇が置いてあると、その演壇にぶつからないように僕は歩くわけです。そうすると、僕が演壇をよけて歩いているってことは、その演壇が僕にとっては、そのときには実在だということですね。行動を動かしていますから。でもって、本に書いたのは馬券とお札の例だったと思うんですけど、僕は競馬に関心がないので馬券はただの紙でしょう。でも、お札は落ちていたら拾うでしょうと。さらに言えば、僕は虫が好きですから、虫が地面を歩いてたら必ず立ち止まって正体を確かめる。でも普通の人はそれをやらないんで、普通の人にとっては虫は実在じゃない。『バカの壁』ではそういう例を挙げたような気がします。だから、実在と現実というのは僕の頭の中ではイコールになっていて、それは「その人の行動を変えるもの・影響を与えるもの」というふうに定義しているんですね。

いずれにしても、現実をわれわれが勝手に決めているというか、脳が決めていることはたぶん間違いない。でもそれはある意味では、自己言及みたいになってしまうのではないか。つまり、長いこと脳みそがある物事に浸っていると、いつのまにかそれに現実感がついてきてしまう。数学者が典型ですよね。抽象概念が実在化していってしまう。そうすると、「脳の中にどこか実在感というものを与える場所があるのか?」という素直な疑問が出てきますけど、たぶんそれはない。脳のなかで意識を生み出す場所というのははっきりわかっていないわけですが、それと同じで、そこが壊れたら実在感が消えるなんていう場所はないのだろうと思います。

離人症[*]の人は、ふっと、自分のことが自分のことでないように感じられる。羊水の中にい

*離人症……自分自身や自身を取り巻く環境に対する現実感がなくなり、自分を外から眺めているように感じる症状のこと。うつ病や統合失調症、あるいは心的外傷などとの関連が指摘されているが、詳しい原因やメカニズムは十分には解明されていない。

るような感じで、刺激が一皮挟んで感じられるといいます。そういういろんな症状の例を探していったら、脳の観点から現実感の場所というのがわかるのかもしれません。でもごく常識的なといいますか、内省的な視点から現実を考えると、みなさんを動かしているものが現実ですよ、と僕は考えているんです。

＃トーク

毎日触れるものは現実になる

藤井　僕は小さい頃に夢遊病になったことがあるんだけど、夢のようなものも現実と言えると思いますか？

養老　僕の定義だと、その人があるものに従って行動するとすれば、それはその人にとってその時は現実ですね。だから墓場に行ってね、幽霊を見たと思って走って逃げて、石にけつまずいて転んで骨を折れば、完全に幽霊は現実ですよね、その人にとってその時。

藤井　行動を変えてますからね。でも日常的に現実というものをなんで僕らは考えないんですかね？

養老　それは意識に近いからじゃないですか、やっぱり。でも僕はむしろ、意識よりも現実が面白いなと思うのは、数学者がそんなことばかり考えているとそのことが現実に変わっちゃうこと。都市社会が典型的にそうですけど、自然のものは置かないで、設計されたものだけを置く。すると、そういう現実を作っちゃう。

藤井　お金なんかもまさにそれですね。

養老　毎日毎日触れていると、それが実在するようになる。面白いのは、精神科の患者さんがね、よく心の問題の議論をふっかけてくるんですよ。

藤井　患者さんが。

養老　ええ。長いこと書いてくるんですよ。彼らはそればかり考えているから。それが完全に現実化していて。

藤井　たしかに。そういう方々が書いてくる手紙って、結構みんな似てるんですよね。世界の理解や構造が。あれってすごく不思議だなって思ってて。人間の考える限界ってそこなのかなという気がしますね。

養老　脳の構造が反映されているんでしょうね。

藤井　あとは時代性もあるんでしょうね。ＵＦＯにさらわれて脳を手術されたと言う方々は、

ＵＦＯという存在がなかった時代にはいなかったわけですよね。宇宙人というものが世の中に定義されたあとに現れた、新しい理解の仕方なんですよね。

リンゴ・宇宙・神

藤井　神様という存在は、養老先生はどういう扱いで処理されていますか？

養老　えーと、どういう扱いで処理してるって言われても困るけど。

藤井　養老先生にとって、もともと神様って必要だったんですか？

養老　いらないっていうことはないと思うけど、それはわからない。でもかなり極端な状況になると、人はああいうことをよく考えるんですよね。

藤井　何かに頼ろうとしますよね。

養老　人間の感覚入力は多様ですから、われわれは概念的に整理していくんですよ。たとえば大きいリンゴや小さいリンゴ、切ったリンゴがあると、人間はそれを「リンゴ」として一個にする。一段上げてね。でも梨が出てくると、リンゴと梨を一緒にして「果物」にする。そうやって積んでいくと、宇宙全部の多様なものを含んだものを段階的に同じにしていく。すると、最後は一個になるはずです。宇宙全体を含んで。

藤井　それが神。

養老　そうです。だから唯一絶対の神様というのは、脳みそがぎりぎり詰めていった時の宇宙全体を含んでいる。

藤井　ものごとのカテゴライズの仕組みと神様の関係というのは考えたことはなかったな。

養老　面白いと思うのは、日本人は割と階層性に鈍感なんですね。八百万《やおよろず》といって、全部に神様がいると考える。じゃあ、われわれが階層性を気にしないのはなぜかというと、僕は言語のせいだと思っています。つまりアルファベット言語っていうのは明らかに階層を持っていますよね。文字を並べると単語ができる。しかも、概念的にごーんと変わってしまいます。僕はよく「GOD」と「DOG」を並べるんだけど。同じ「G、O、D」で三つのアルファベットだけど、順序をさかさまにすると神様が犬になっちゃう。そういった極端な階層が言語の中に入っていて、さらに欧米語だと、いわゆる副文章と主文章の区別がある。それもひとつの階層性ですよね。

藤井　そうか。アルファベットそのものには意味があるわけではないけれど、その組み合わせで世界が構成されている。

養老　生物学の分類なんて、典型的な階層性でしょう。種をまとめて属にして、属をまとめて科をつくっていく。そういった階層性は、どうも僕は人為的に感じてあまり好きじゃないっていうか。

藤井　え、虫の研究者である先生はあまり好きじゃないんですか？

養老　好きじゃないんです。

藤井　でも、階層化しないとなると、多様な虫というものをどうやって抽象化を逃れて理解できるんですか？

養老　いや、それは難しいですね。いつもそこを行ったり来たりしていますね。つまり、概念化するわけでしょう。それで、これでいいなと思っているけど、また材料を集めてきて見直すとガラガラッと崩れちゃう。年中、そういうやり直しですね。

藤井　やっぱり抽象化することのひとつのメリットは、他人と共有できるというところですよね。

養老　コントロールしやすくなる。ただし抽象化をしすぎると、今度は自分の頭のルールに曲げられちゃうわけです。

完璧な世界はやがて壊れる

養老　頭の中と個人という話で言えばね、脳の中と外部をつなぐのは感覚でしょう。だから、感覚と抽象化されたもののどこが違うかっていうのを最近は考えていて。『遺言。』という本で書いたのは、感覚は異なるものを認知するのに対して、概念は同じにするでしょう。数が典型ですよね。馬だろうが犬だろうがうさぎだろうが、一匹は一匹。そうやって異なるものを同じにする能力は人間にしかないんじゃないか、人間の意識についた能力じゃないかということを議論したんです。動物が言葉をつくれないのは、細部に密着しちゃうから。だから彼らは、感覚が鋭敏って言われるんですね。

とはいえ、人間のように抽象化された世界でばかり生きていると、毒にあたる、みたいになってしまいます。頭の中だけで。

藤井　毒にあたる。

養老　グローバリゼーションというのが典型的な問題だと思いますけど、人間はコントロールしやすいように頭の中で世界をつくってきたわけですよね。そうしたらコロナのような、コントロールできないものが出てきちゃった。きれいに一元化した世界をつくると、そういうことが起こった時に全体が壊れちゃう。

藤井　その「壊れる」の意味はどういうものですか？

養老　つくった世界が、「御破算で願いましては」になっちゃう。

藤井　それはたとえば、人と人が触れ合えなくなったときに、これまでつくってきたピラミッドが保てなくなるということですか？

養老　というよりも、「これまでつくってきた世界像はこれでいいのか？」と考えざるをえないということです。どうしてもピラミッドの上のほうから見下ろすというのが人間のクセですから。

学問の世界でもそうですけど、あまりきれいで論理的な分野というのは僕は信じないんです。どうせ壊れると思っているから。分子生物学の初期がそうですね。ジャコブとモノー*の論文はものすごくきれいな論理でしたから、この論理で生物学をやっていったら、そりゃきれいな生物学になるだろうけど、それは現実の生き物と違うなという感じがした。

藤井　なるほど。進めば進むほどきれいに割り切れない余りがいっぱい出てくると。

養老　そう、余りのほうが増えますね。それをパラダイムシフトと言ってるんです。

戦争という虚構

養老　僕にとって現実というものが大きく変わったのは、小学二年生のときに体験した終戦です。あれはずいぶん大きな事件で、とくに社会的な空気というか、そういうものは非常に当てにならないっていうのがよくわかった。つまり「そういうことは触れないようにしよう」で済んじゃったわけです。

藤井　あそこで徹底的に反省する機会がなかったのが、残念だったなあと僕は思います。昭和の高度経済成長で、戦争に失敗したときの同じやり方をもう一度繰り返してうまくいっちゃいましたから。

養老　なんとなくそんなところはありますね。

藤井　でも当時は、そのやり方で日本がうまくいっているというのが、その人たちの現実だったんですよね。人を動かすもの、人の行動を変化させるものが現実だって考えると、社会的な同調圧力だとか風潮だとかっていうのも、まさに人の行動を変えるものですよね。

養老　そうですね。だから社会的なことに現実感を置くのは、僕は非常に警戒する。いまだと危ないなと思ったりするのはテクノロジー。世界の流行りみたいなものがあって、乗り遅れるなみたいな、ね。そうやって頭で考えている人たちの世界は、ジャコブとモノーの論文のように先が読めてしまうんです。

終戦のときもね、みんなが言っていることが全部嘘みたいな状況になった。で、人間というのは全然当てにならないなと思ったわけです。そういうときに当てになるのは、ヒトじゃなくてモノ。虫は嘘をつかないですから（笑）。

＊ジャコブとモノー……フランソワ・ジャコブとジャック・モノーはともにフランスの分子生物学者で、原核生物の遺伝子発現調節の仕組みを示した「オペロン説」の提唱者。１９６５年にノーベル生理学・医学賞を受賞。

#Q&A

――宇宙空間は物理的に外界に存在しているのでしょうか？

藤井　これ、結構おもしろいテーマだと思ってて。つまり「外」って本当にあるのか？　という話ですよね。僕はブレイン・マシン・インターフェースの研究を続けてきましたが、なぜそれをやりたいのかというと、人と人を外界を通じずにつなげるということができるんじゃないか、という問題意識からなんです。そうすると、外の世界なしで自分の境界を破ることができる。自然には破れなかった意識というものが、もしかしたらテクノロジーで破れるのではないかと期待しているのですが、養老さんはどう思われますか？

養老　気持ち悪いね。

藤井　素直に気持ち悪い？

養老　素直に気持ち悪い。そういう実験は、人間自身を変えてしまう可能性がありますから。

藤井　変えたいんです、僕。

養老 そこが今の科学技術の大きな問題でしょうね。

藤井 倫理的な部分で、ですか？

養老 そうじゃなくて、ものを考えるときに、最終的な基準が「人間」になっているわけですよね。たとえばＡＩがどんどん進んでいった社会で適応できない人はどうするか？ できないやつが悪いという話になる。そうすると、できるように改造しちゃえばいいだろうと、そういうところにつながる。

ゲノムの操作が問題になるのは、結局それは人間をいじるようになると決まっているからね。人文系の科学ってのは、既存の人間をベースに置いて、結局そこが基準になっている。脳科学もそうで、現在の人の脳が基準になっている。それが基準そのものを変えると、一体どこに基準があるんだろうっていう……。そうすると自己言及になってきて、論理的な議論ができるのだろうかと。

藤井 たしかに意識の研究ってトートロジー的というか、ぐるっと回ってしまうから、どこにも着地できないというのが最大の悩みですよね。

養老 素直に考えると、虫に意識があるかどうかを先に考えないといけないんじゃないかと思う。僕は、生き物は基本的に、意識とまでは呼べないかもしれないけど、それに類するものをもともと持っているんじゃないかなと思っているんです。そうでないと、どうも説明がしにくいですから。

少なくとも寝る動物はともかく意識があるに違いない。起きているのと寝ている状態は違いますからね。そうすると、虫は寝るのか？　という話になりますが。

藤井　虫は寝るんですか？

養老　たぶん。

藤井　たぶん（笑）。

養老　ゴキブリがちゃーっと走って、それから止まっているときは居眠りしているんじゃないかと思っていますけど。

——微生物にも意識はあると思いますか？

養老　人間の考えている意識じゃなくても、もっとプリミティヴなものが別にあってもおかしくない。

藤井　原始的な形態の意識はあるだろうと。

養老　そう。どっかでいきなり意識が出てきたというのは考えにくいですから。

藤井　虫って、だいたい子供の頃にまず殺すじゃないですか。その動かなくなったという瞬間から興味をなくすのか、さらにそこから「うーん？」と興味をもって考えるようになるのか。先生は「うーん？」のほうなんですか？

養老　いや、あまり生きてる・死んでるは問題にしていないね。

藤井　形なんですか？

養老　見た目ですね。

藤井　見た目なんだ。じゃあその虫に対するある意味での執着って、物心ついた頃からあるんですか？

養老　うん。見ていて飽きないですね。よくそこでアリ見てますよ。なんか春になるとね、一生懸命草の種を運んでいて、そこの壁をずっと上がっていくんですよ。あんなところを上がっていっても何もないのに。でも5分ぐらいしてもう一度見ると、同じアリがね、上がっていったはずのアリが降りてくる。あれはジョギングと同じで、春だから運動しているのかなって（笑）。

——VR・ARが子供たちの現実になり、行動を変えることによって、社会の各意識はどのように変わっていくとお考えでしょうか？

藤井　ＶＲもＡＲも、本人が現実だと思えばそれは現実ですよね。これまではそういう人工的な現実を現実として扱えなかったっていうだけだから、何も変わらないんじゃないですかね。

養老　僕にとっては都会に住んでいる人は人工的な現実に生きているなと。

藤井　それ、ほんとそう思います。都市もある意味ではＶＲですよね。この半年ずっと地方に引っ込んでいて、東京に週一ぐらいで行くんですけど、鳥の声も聞こえないし緑も見えないし、空だって上の方にちょっとあるだけ。よくこんなところに住めるなと思うんだけど、自分も少し前まではそこに楽しく住んでいたわけで。

養老　それを千年のケタでやっているのは中国ですからね。

――フェイクニュースも現実と言えるのでしょうか？

藤井　フェイクニュースに影響を受けたら、その人にとってそれは現実なのか。

養老　それは戦争中の日本ですよね。大本営発表、あれはフェイクだった。

藤井　確かに、国家レベルでフェイクニュースをやっていたわけだ。大したもんだね。

――人工知能は新たな宗教的な位置づけになると考えるのですが、多神教的な世界観はそこにありうると考えますか？

養老　ないですね。

藤井　ないですか。

養老　だってＡＩってのはまさに、一神教的な世界でしょう。さっき言った階層性でやっていかざるをえないので。

――理論物理の扱う対象は数式でしか表せないものになりますが、感覚器でとらえられないものは現実と言えるのでしょうか？

養老　理論物理も結局、実験物理になると必ず感覚に持ってきますよね。ガリレオのピサの斜塔の実験っていうのは、感覚に訴えたんだと思っているんです。ほら見てごらんなさい、と。だから物理でさえも感覚へ戻して、頭の中を訂正するということをやるんですね。

藤井　なるほど、感覚でびっくりすることでそこから演繹的に見えない世界、感じられない世界を考えるということなんですね。

養老　理論物理といっても、どこかで実験に引っ掛けるでしょ。それはやっぱり感覚を通すようにするんだと思います。

——最後に、養老先生に。現実とは何ですか？

養老　「あなたを動かすものです」って答えるね。

振り返り：現実とは『あなたを動かすもの』

養老先生は、僕にとってとても遠くにいる人だった。なんと言っても、国内医学部最高峰の東大医学部の解剖学の教授である。僕の出身大学は東北大だが、そのときの解剖学の教授が本当に厳しい人だったので、解剖学の教授はみんな厳しいものであるという刷り込みが行われていて、たぶん養老先生も厳しい人に違いないと疑うことなく信じ込んでいた。実際はそんなことはないのだけど。

養老先生のお名前を初めて目にしたときには既に脳科学の国内有数の有識者の一人であり、いろいろな論考を読んでいても、自分が養老先生と関わることになるなんて思ってもいなかった。まあ、僕にとっての「尊敬すべき人リスト」の上位に位置する人だった。

そんな養老先生と知己を得たのは、僕が２００９年に出した『つながる脳』が毎日出版文化賞を受賞したときのことだった。『つながる脳』はＭＩＴでのポスドク生活から帰国して理化学研究所で始めた社会性脳科学についての研究と問題意識をまとめた本だ。

それまでの脳研究は、単一の脳だけを研究対象としていた。それに対して、脳というのは周りの脳との関係性によって全く異なる動作をするので、複数の脳を対象とした社会的な脳科学研究が必要であろうと考えて、理化学研究所で研究を開始し、得られた結果をもとに議論を行った。ちなみに理化学研究所の僕のチーム名は、その考えを基本にして「適応知性研究チーム：Laboratory for Adaptive Intelligence」という名称にした。

それまでも、もちろん今でも脳を入力と出力を持つ機械のようなものであるという考え方は根強い。脳が、Aという入力を与えられれば、Bという出力を毎回行う機械であれば、周辺の社会的な環境の影響を受けることはないだろうし、合理的に物事を判断できるはずだ。しかし、当時僕が使っていたニホンザルはそんなに合理的に行動したりしないし、他のサルや飼育員・研究員の顔色を常に窺って行動を微妙に調整していた。わたしたちヒトも同じで、周りの人の顔色を常になんらかの形で窺っており、合理的とはとても言えない生き物だ。

僕は昔から、他者の存在によって自分の振る舞いが全く異なってしまうことが悩みだった。一人のときには何の問題もなくできることが、他者が存在することでできなくなってしまうことがたくさん出てくる。そのような、他者の存在によって認知や行動が影響を受けることを社会性と呼び、その社会性を支える脳機能を理解しない限り脳を理解したことにはならないという議論を『つながる脳』では行ったのである。

ある意味、当時としては異端の脳科学とも言える議論を、神経科学分野でしかも神経細胞単位で電気生理学的に明らかにしようとしていた僕を、養老先生は大変面白がってくれた。レクチャーシリーズの議論の中でも出てきたが、西洋的な一神教の世界観ではなく、東洋的な多神教かつ相対的な世界観で脳と世界を理解するという考え方は、僕のいまの現実感にも通じるものがある。養老先生は、そんな僕の試みを強く押してくれて、そのおかげで毎日出版文化賞という由緒ある賞をいただき心から感謝している。その時のその他の受賞作の一つは、村上春樹さんの『1Q84』だったので、村上春樹さんと一緒に同じ賞をもらったというのは僕の勲章の一つである。

レクチャーシリーズは、養老先生が、数学者にとって数学の世界が実在しているという会話をきっかけにして現実とは何かについて考えるようになったというエピソードから始まった。『バカの壁』を出す少し前のことだという。同じことは物理学者の頭の中でも起きているだろうし、内容が少し変わるだけで、わたしたちの脳の中で常に起きていることである。

数学者や物理学者の数学や物理学に対する実存は、日々それらに触れて考え続けることによって確実なものとなっている。そして、おそらくわたしたち一般人が現実世界の実存を確認するのと同じように、その実存と五感を通じてアクセスするようになる。なぜなら、脳にはそれ以外の感覚入力は存在しないから。数学覚や物理覚という抽象的空間のための特別な感覚は存在せず、生まれつきの五感を組み合わせることによって作り上げるトレーニングを彼らは行うことで一人前の研究者になる。

そのような独特の感覚は、実はわたしたちの中にもたくさん存在する。たとえば歩くという運動一つを取ってみても、その制御は信じがたい複雑さをもち、単に足の筋肉を伸ばしたり縮ませたりするだけではなく、平衡感覚や足裏の感覚など多元的な情報を統合してリアルタイムに制御されている。

僕は一時期、歩くということがよくわからなくなって、自分がどのように足を動かして歩いているのかを意識的に理解しようとしたことがある。何も考えずに歩くとなんということのない行動なのに、歩行のどこかのパラメータに注意を向けると途端にギクシャクした動きになってしまう。階段などを降りているときにそれを行うと転びそうになったりして、危ない目に何度かあった。そのような無意識下の情報制御の仕組みは、学習の結果として構築されて、所与の感覚のようにわたしたちは取り扱っている。しかし、それは日々の学習の結果として出来上がっていることを忘れてはならない。

そう考えると、わたしたちの現実というものは、人生のすべての期間を使って作り上げてきた一点もののアート作品のようなものなのかもしれない。中心の部分は幼少期の発達初期に獲得した多くの人に共通の強固なものかもしれないが、それ以降に獲得する世界の実存は何を考え、どう振る舞うかによって異なる経験を通じて常に改変を受け続ける。つまりそのヒトがどのように世界と向き合ってきたかということを反映した鏡のようなものと言える。わたしとわたしの現実は一体なのだ。だから、わたしを理解するために現実と向き合うということは重要なのである。

ところが、わたしたちはこの現実を意識的な部分だけで理解しようとしてしまう。それは意識をもつ生き物として仕方がないことなのかもしれないが、そのために現実の本質を取り違えてしまい、隙間だらけの認知空間で現実理解を行ってしまう。養老先生は、意識が現実を分割していくことによって余りが出て、その余りが大きくなりすぎることでパラダイムシフトが起きるとおっしゃった。

養老先生にとって、人生最大のパラダイムシフトが終戦だった。戦時中に信じていたあらゆることがフェイクで、終戦の瞬間にそのフェイクが全て白日のもとに晒されたのであった。僕はそれほど大きな経験をしたことはないので、そのインパクトの大きさは想像するしかない。だが、現実というものが持っている特性は、そのパラダイムシフトのインパクトの大小にかかわらず、人の脳が変わらない限り何千年も同じであり続けたのであろう。日常の中で蓄積し続ける割り切れなさというのは、ある意味市原えつこさんがアートの物語性で人の脳内に植え付ける歪みと同じく、常にわたしたちの心の中を刺激し続ける。

僕は、それぞれが異なる現実を生きている前提で、人と人がつながる新しいチャンネルとしてのブレイン・マシン・インターフェース（ＢＭＩ）に希望を見出している。しかし養老先生は、ＢＭＩに対しては「気持ち悪い」という表現をされた。

養老先生がＢＭＩに感じる気持ちの悪さというのは、脳を操作することに対する倫理的な問題が気持ち悪いとかそういうことではなく、基準となる脳を改変することによる基準が基準として機能しなくなってしまうことへの気持ち悪さだった。この見方は僕には非常に新鮮だった。なぜなら、基準になると考える脳そのものが、個人レベルの基準でしかないし、しかも脳そのものが常に変化していて、ベースラインとなる基準にはなりえないと考えていたから。

養老先生はＢＭＩによって、もともと自己言及的な脳がさらに自己言及性を増してしまい、そのせいで基準がなくなってしまうのではないかと言われたのだが、そもそもＢＭＩがなくてもわたしたちは自己言及性から抜け出すことができない。主観の中に閉じ込められているから。現実空間の全てが主観、つまり主観を生み出すわたしから離れることができないからだ。

僕は、養老先生が心配していた、基準がなくなる逆の効果をＢＭＩに見出している。つまり主観から離れた客観情報を人類はＢＭＩによって初めて獲得することができるのではないかということである。

ＢＭＩはまだ技術的に黎明期にあって、実用的な技術として一般の人々が使えるものにはなっていない。当然、倫理的問題も解決していないし、脳への入出力装置として安心して長期間使えるものになりうるかという課題は解決されていない。

しかし、一方で自分自身の内的な情報を可視化して、それをもとに行動を調整するということは少しずつ可能になってきている。民生用デバイスを用いて脳波計測をもとにFocusやRelaxのレベルをフィードバックするアプリを使ってみると、計測誤差を考慮しても、なんらかの再現性があることは個人的には確認できるし、それを使ったメンタルトレーニングがアスリートの間で有効であるという結果も報告されている。

また、一次視覚野の脳波をもとに、画面注視点を見つけるアプリケーションを利用すると、場合によっては画面のボタンを見るだけでボタン入力ができるようになり、その反応潜時が０・５秒くらいだと、まるで自分の意志を機械に直接伝えるテレパシーのような体験ができる。僕も自分でやってみたが、調子が良いときはほとんどボタンを押すということを意識することもなく、当たり前のように画面操作を行うことができた。その体験は気持ち悪いというこことは真逆で、むしろインターフェースとしては非常に気持ちが良いものであった。

このあたりの話を養老先生ともう少し深掘りしたかったのだが、そこから虫の意識を考えないといけないのではないかという議論にシフトした。

みなさんご存じの通り虫については、養老先生はうるさい。専門家であるから当然である。もしかしたら解剖学よりも虫のほうに力が入っているのではと思うこともある。「バカの壁ハウス」には大量のゾウムシコレクションが分類・保存されている。素人目には違いがほとんどわからないゾウムシコレクション。しかし、そのゾウムシを特殊な顕微鏡で見せてもらうと、確かに全く飽きることなく眺め続けることができる。なぜこんな小さな生き物に、こんな微細な美しい構造を与えたのかは、本当に進化というのは不思議なものだと思わせる。たった一匹のゾウムシだけで、軽く1～2時間は見ていられる気がした。養老先生も見始めたら時間を忘れるとおっしゃっていたが、よく分かる。

養老先生は、意識に興味があると言いながらも、本質的に惹かれるものは動かないもののようにも思われる。むしろ形態に興味があるのであって、意識のような脳機能に興味があるというのは、方便なのではないかと思ったりする。

養老先生が面白いなと思うのは、意識に興味がありながら、実際に惹かれるのは形態であり、形態が作り出す分類が本当は嫌なのに、形態があまりに面白くて、その観察を突き詰めると、差異を系統立てて分類する必要があって、その延長には大嫌いな一神教の神が待ち構えているという構造だ。

議論の中でも、ただアリを見ていることが面白いというのと、同じようにゾウムシの形態を延々と見ていること自体が面白いのであって、本当は見るだけで十分なのに、それを理解して整理しようとすればする程、途端に脳の中に分類学が現れて、嫌なところへ連れて行かれてしまう。そのモヤモヤが養老先生の魅力なのだなぁと今回も思った。

養老先生にとっての現実の定義が、「あなたを動かすもの」というのはそんな意味でしっくり来る。この定義では、一見現実は脳の中にはなく、あくまで外側にあるように思える。しかし、それは本当だろうか。脳の外側に何もなくても、夢のように脳の中の機能としてわたしたちを動かす現象は存在する。感覚はわたしたちの脳内で生成することが可能だからだ。だとするなら、わたしたちを動かすものが脳の中にあるとしても脳の外にあるとしても、その区別がつかないのだから区別自体どうでも良いのだろう。あくまで、脳が動かされる刺激、すなわち脳が反応してしまうものが現実であるという言葉は、考え抜かれた抜け漏れのない本質的な定義だと言える。

僕を動かすものが僕の現実であり、あなたを動かすものがあなたの現実なのであるとすると、僕らの現実は同じ空間には存在せず、交わること自体ありえないのかもしれない。それは絶望的に思えるかもしれないが、その定義から世界を再構築してみると、実はそんなに悪くないものに思えてくる。

養老先生との対話は、いつもこちら側にモヤモヤが手渡されて困ることが多いのだけれど、それはそのモヤモヤこそに本質があるのだから、それを受け取って、今度は僕から読者のみなさまにモヤモヤを手渡すことができるのであれば、本章の目的は達成である。

第4章
「現実とは『自分で定義できるもの』」

――暦本純一

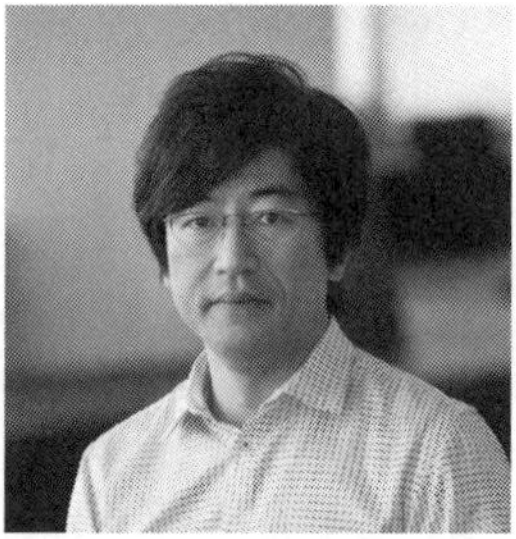

暦本純一（れきもと　じゅんいち）

情報科学者。東京大学大学院情報学環教授、ソニーコンピュータサイエンス研究所フェロー・副所長・SonyCSL Kyoto ディレクター。専門はヒューマンコンピュータインタラクション、拡張現実感、テクノロジーによる人間の拡張、人間と AI の融合。世界初のモバイル AR システム NaviCam、世界初のマーカー型 AR システム CyberCode の発明者。著書に『妄想する頭 思考する手』（祥伝社）など。

（2021年1月21日 開催）

＃レクチャー

Internet of Abilities の時代

東京大学、ソニーコンピュータサイエンス研究所の暦本です。実はいま、京都から配信しております。私はずっとヒューマン・オーグメンテーション（人間拡張）に関する研究をやっていて、今日はその立場から現実について考えてみたいと思います。

以前から「オーグメンテッド・リアリティ（AR：拡張現実）」という言葉があって、仮想世界に入る「バーチャル・リアリティ（VR：仮想現実）」に対して、ARとは技術によって現実を拡張することだと考えられています。

ただ最近では、ARはリアリティそのものを変えるというよりは現実を知覚する人間をオーグメントしているので、むしろ「オーグメンテッド・ヒューマン」あるいは「ヒューマン・オーグメンテーション」と言ったほうがよいという考えもあって。人間が拡張されるから、その結果現実の見方が変わっている。つまり、われわれが知覚するリアルがテクノロジーによって変わることでわれわれの現実感も変わってくるだろう、というのが私の基本的な考え方になります。

私はこのヒューマン・オーグメンテーションを、身体・存在・知覚・認知の4種類の拡張に分けて考えています。つまり、ヒューマン・オーグメンテーションとは単体の人間がサイボーグ的に身体能力を拡張するという話だけじゃなく、人々の知覚や認知が拡張する、そしてインターネットを介して人と人の意識がつながっていくことも含まれる。Internet of Things の次は Internet of Abilities だろうということで、「能力のネットワーク」が実現されるようになると考えています。

口《くち》パクは最強のインターフェース

私が最近行っている研究に「Silent Voice」というものがあります。これは口パクだけでしゃべることができたらすごいインターフェースになるんじゃないか、というアイデアから始まった研究ですね。

というのもいまの音声認識だと、電車の中で「アレクサ」とか言ったら他人の迷惑になったり、重要なことが周りに駄々洩《も》れになったりしてしまう。でももし口パクだけでその操作ができたら、それは究極のインターフェースになるかもしれない。しゃべるスピードはタイピングよりかなり速いですし、われわれは子供の頃から自然にしゃべる訓練をしているので、その能力を家の中で「アレクサ」と言うだけに限定していたらもったいない。声帯を損傷された方、声が出しにくい高齢者への支援技術としても考えています。

私たちの研究では、超音波エコーを見るための道具を喉に当てることで舌の動きを記録し、それを機械学習に覚えさせることで舌の動きから音を推定する、つまり口パクでしゃべっている内容を特定するニューラルネットワーク*をつくっています。

こうしたインターフェースをつくるなかでひとつ面白いことに気づきまして、舌の動きを機械に覚えさせる過程のなかで、人間も学んじゃうんですね。口パクでAIに指示をするのが最初は上手くいかなくても、楽器の練習をするように繰り返すなかで上手くなっていく。われわれは赤ちゃんの頃には喉や口を慣れない楽器のように使い、自分の音を耳で聞くことで言葉を覚えていきますが、それと同じような学習過程がサイレントヴォイスを出すときにも起きてくるのです。

なのでニューラルネットが学ぶと同時に、人間側もAIに読み取ってもらいやすい舌の動かし方を学ぶことになる。そうした「AIと人間の学習ループ」がつくれるのはすごく面白

＊ニューラルネットワーク……人間の脳内の神経細胞のネットワーク構造を模した数理モデル。人工知能における機械学習においてその考え方が活用されている。

いです。

機械との〝共創〟

このAIと人間のループに関してぜひ紹介したいのが、ジェフリー・ヒントン先生[*]とシドニー・フェルス先生[**]が1995年に行った「Glove Talk 2」という研究です。95年なので、AI冬の時代のまっただなかのものですね。

この研究では、手をフォルマントボコーダー[***]に突っ込んで動かすことで、スピーチシンセサイザーのパラメータを操作しています。実はこの研究で手を動かしている人はピアニストで、100時間くらい練習をしたらしい。だからそれくらい練習をすると、手がもう、自分の口や声帯としての役目を果たせるようになるんですね。

この研究の成果を聞いて面白かったのは、「アアッ」とか「エエッ」といったいわゆるノンバーバルな音も出せること。普通のジェスチャー認識だと、「この動きがイエス」「この動きがノー」みたいに決め打ちのコマンドを認識することしかできないんですけど、「Glove Talk 2」ではコマンドが完全にアナログなので、機械の能力が自分の能力に一体化されているんです。

「Glove Talk 2」や「Silent Voice」ではコンピュータが人間との間のインターフェースにな

っていますが、こうした技術はやがて、ヒューマンＡＩインテグレーション、つまりＢＭＩ（ブレイン・マシン・インターフェース）によって機械が侵襲的に人間に取り込まれるときにも使われるようになるでしょう。「Silent Voice」はＢＭＩとの親和性が高いと評価されることも多く、将来的には喉に道具を当てることなく声を出すことができるようになるかもしれません。

アプリ化する能力

実際にニューラリンク†のような技術は着々と進んでいるので、脳にチップを埋め込めば――私は早く埋めたくてたまらないんですけど（笑）――ヒューマンＡＩインテグレーション

＊ジェフリー・ヒントン……ＡＩ技術を大きく前進させたディープラーニング（深層学習）の生みの親と呼ばれる研究者。カナダ・トロント大学教授。

＊＊シドニー・フェルス……ＨＣＩ（ヒューマン・コンピュータ・インタラクション）、特に音楽表現のための新しいインターフェースやインタラクティブアートの研究で国際的に知られる。カナダ・ブリティッシュコロンビア大学教授。

＊＊＊フォルマントボコーダー……フォルマントは音声周波数帯の山の部分の意味。ボコーダーは「ボイス」と「コーダー」を合わせた言葉で、人間の声を使って機械的に合成した音声を出す装置のこと。

はすぐに実現されることになるはずです。

それに関連して紹介したいのは、映画「マトリックス」に出てくるヘリコプターの操縦能力をダウンロードするシーン。トリニティは最初はヘリコプターを操縦できないんですが、ダーッと脳に機能をダウンロードすると操縦できるようになる。これっていまで言うスマホのアプリですよね。アプリをひとつダウンロードしたら、人間にできることがひとつ増える。ビジネス的にはＢＭＩも、現在のアプリ市場のようになっていくのだろうと思います。

とはいえこれはまったくのＳＦ話かというとそうでもなくて、実は人工内耳ってプログラムを書き換えることで聞ける音の範囲が変わるんですね。なので、超音波を聞けるような能力をプログラミングすれば、いまでも人間の能力を超えるようなことはできるんです。うちの研究室にはテキサスで手にＮＦＣ（近距離無線通信）を埋めてきた学生さんもいますし、スウェーデンではインプラントが法律で認められているので、スウェーデン版のＳｕｉｃａを埋め込んで電車に乗ることができるといいます。インプラントして能力を拡張するのは、実はそんなに遠い話ではないのかもしれません。

さらに現実に近い話だと、AirPods Pro のプロセッサーってめちゃめちゃ性能が高いんです。だから実はこれって、気がつかないうちに耳にスパコンを入れて歩き回っているようなもの。いまはここにノイズキャンセルのプログラムが入っているわけですけど、例えば機械のエンジン音を聞き分けられるようなプログラムをダウンロードすれば、まさに「マトリックス」のような世界が実現します。なので侵襲までいかなくとも、オーディオにおける人間拡張というのはすでに起きていると言えるかもしれない。次のアプリ市場というのは、能力拡張の分野で生まれていくんじゃないかと思っています。

まじめにサイバーコルテックス

もう少しAirPods Proの話をすれば、耳の近くにしかマイクがないのにけっこうきれいに音がとれるじゃないですか。なぜそんなことができるかというと、デバイスの中に加速度センサーが入っていて、骨伝導で伝わる声を拾っているからなんですね。なのでこの装置はもはや、耳に挿さないかぎり意味がない。骨伝導を使わないと意味がないデバイスというのは、ほとんどインプラント型の製品と言ってもいいと思います。

そうやってインプラント型のデバイスが当たり前になってくると、われわれの脳の上に「サイバーコルテックス*（電脳皮質）」が追加されるような近未来が実現することになる。

†ニューラリンク……2016年にイーロン・マスク氏らが創業したBMIのスタートアップ企業。同社が2020年に発表した、脳に電極を埋め込んだサルがビデオゲームをプレイする動画は大きな反響を呼んだ。

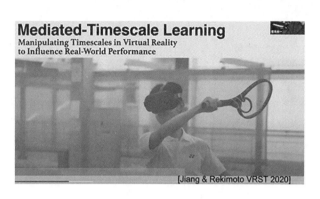

Mediated-Timescale Learning
Manipulating Timescales in Virtual Reality
to Influence Real-World Performance
[Jiang & Rekimoto VRST 2020]

これが妄想の話かと思ったらそうでもなく、最近では論文でブレインプロセッサーの可能性を議論しているものもありますし、マウスを発明したダグラス・エンゲルバート[**]も１９６０年の論文で機械と人間の間に存在するインターフェースのアイデアを構想しています。なので私も、サイバーコルテックスの実現する未来をまじめに妄想しているんです。

人間は時間を操れるか?

では、ヒューマン・オーグメンテーションによってリアルを拡張できたら何が起きるのか? 私は時間を操作するような未来がやってくると考えています。

みなさんご存じ、『サイボーグ００９』の島村ジョー[***]は加速装置を持っていて、それをカチッと押すと自分のスピードだけ上げることができる。ほかのサイボーグはマシンガンの指を持っていたり空を飛べたりといったフィジカルな能力を拡張していますが、ジョーのように時間をいじれるというのが、おそらくはサイボーグの最上級能力なんですね。

仮に時間を調整できるようになれば、例えばテニスをやるときに、自分が球を打つときに時間を速くし、相手が球を打つときに時間を遅くして、仮想的にテニスが上手くなれるのではないか。そうしたアイデアから、実際のテニスコートサイズの場所でＶＲヘッドセットをかぶり、時間がゆっくり進む世界のなかでテニスを行えるようなデモをつくりました（右ページ写真）。

この環境で練習をすれば、下手な人でも上手にプレイすることができる。さらにＶＲの世界では球とラケットの位置関係を完璧に記録できるので、球がラケットのどこに当たったの

＊サイバーコルテックス（電脳皮質）……ブレインテック（脳科学＋テクノロジー）により人とコンピュータが融合し機能が拡張した状態を、大脳新皮質のさらに外側に新たな脳部位のレイヤーが形成されたかのように例えた造語。

＊＊ダグラス・エンゲルバート……コンピュータの入力装置であるマウスを開発し、ハイパーテキストやＧＵＩ（グラフィカルユーザーインタフェース）の先駆をなすなど、初期のコンピュータのユーザーインターフェース開発に大きく貢献した研究者。

＊＊＊島村ジョー……石ノ森章太郎のＳＦ漫画『サイボーグ００９』の主人公。奥歯に仕込まれたスイッチで作動する「加速装置」を使うと、目にも留まらぬ速さで行動することができる。

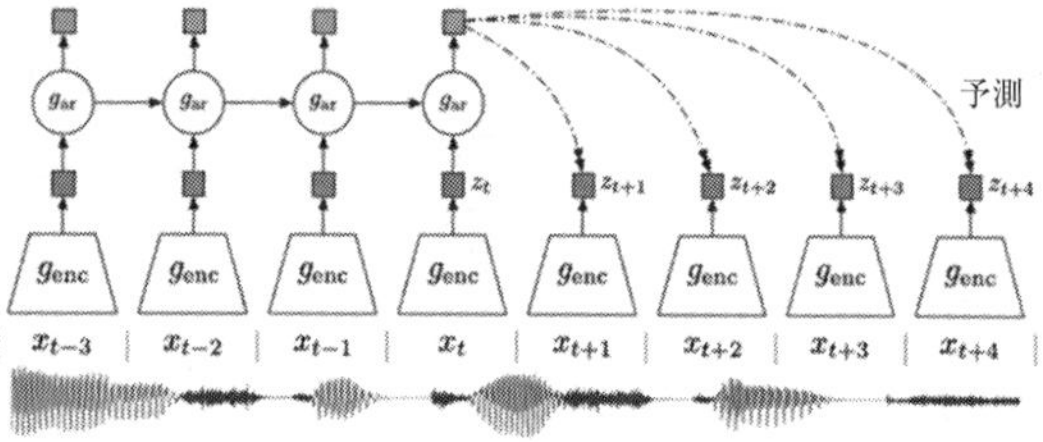

Oord et al., 2018　一部修正

コントラスティブ・プレディクティブ・コーディングの概念図。ある時点までの音響データから特徴量を抽出し次に来る波形を予測する。

かをヒートマップで見ることもできます。このように時間を変えられる世界をつくることで人の能力を伸ばす、という技術を現在構想しています。

また同じアイデアは語学にも適応できて、時間を調整できればシャドーイングという英語の練習方法をより効果的に行うことができます。音声認識をしながら、うまく言えていないところは音源のスピードを遅くしてあげる。生徒のレベルに合わせて先生がゆっくりしゃべるような環境を、時間を変えることで再現することができるのです。

世界を正しく認識するには未来を正しく予測しなければいけない

スポーツの話も語学の話も、アイデアとしては時間を変えることで練習効果を上げましょう、ということになります。練習者のレベルに合わせた難易度の環境があれば、ちょうどよく練習を行えることになる。それを「時間を変える」ことで実現したのが二つの事例になります。

では、なぜ時間がゆっくりになると学習が簡単になるのか？　その理由は、認知科学的には「プレディクティブ・コーディング」と呼ばれています。「自分の世界を正しく認識するには、この先を受けとるであろう感覚情報を的確に予測する必要がある」とアンディ・クラーク*が言うように、われわれは常に現実を知覚して、その先を予測し、その予測通りに身体を動かそうとします。例えばお手玉をするときには、玉がどういう軌道で落ちてくるかを正しく予測し、その予測通りに手を動かすことができればうまくキャッチできるということです。

実はＡＩが教師なし学習**をする際のモデルは、プレディクティブ・コーディングから派生した「コントラスティブ・プレディクティブ・コーディング」と呼ばれています。例えば、右ページの図にあるような音響データから特徴量を取りたいというときに、昔はラベル（教

*アンディ・クラーク……心の哲学、認知科学の哲学の世界的権威。著書に『認知の微視的構造』『生まれながらのサイボーグ』など。イギリス・サセックス大学教授。

**教師なし学習……人工知能の機械学習において、入力データに対する「正解」のデータセットを用意せず、ＡＩ自身に学習させる手法。

師）を与えることで学習させていたのに対し、教師なし学習では生の波形データだけからパターンを学ぶことができる。とはいえやっていることは非常に簡単で、ＡＩはこの特徴量を使って「未来をうまく予測できるかどうか？」しか見ていないんですね。

先ほどもお話ししたように、われわれがリアルを認識する能力とは「次に何が起こるか」を予測する能力であるので、実はＡＩが教師なし学習でやっていることと本質的には同じだと私は思うんです。だから人間の学習と機械学習は、結果的にだんだん近いものになっていくのではないかと考えています。

リアルを再構築せよ

最後に「バーチャル・リアリティVSリアリティ」という話をしたいと思います。

なんだか最近、バーチャル・リアリティがあんまり面白くないなと思っていて。なぜかと考えてみると、バーチャル・リアリティがシミュレートできるのが視覚と一部の聴覚だけだからだと思うんですね。視覚はある程度うまく再現できているかもしれないけれど、聴覚はまだまだ難しくて、他の感覚も全然再現できていません。いまのレベルの仮想現実をリアルと思う人は、現実感覚が貧しいんじゃないかとさえ思います。

この間、２０２２年のミシュランで星をとった〈LURRA。〉さんという京都のレストランに行ったんですけど、そこではゆたかなリアリティを感じることになりました。調理には熾《おき》火《び》しか使わないという超マニアックなお店で、お店のなかでは薪の香りがして、パチッ、パチッという炭の音がして。そこで鮎を咀嚼して味わう、というのは本当のリアルですよね。

ただ、これは「ナチュラルなリアル」ではないんです。というのも、ここまでマニアックな空間は非日常そのものなので、これはつくり込んだリアルである。そう考えれば、その逆の「ナチュラルなアーティフィシャル」をつくることもできるはず。言ってしまえば、京都のような街はまさにそうですよね。きれいな庭もつくり込まれた美しさで、すべて設計されているけれどもナチュラルに見える。そういうナチュラルなアーティフィシャルが、私たちの現実をゆたかにするために重要なのかなと思っています。

だから「この世界をすべてVRに置き換えよ」という考えはまだまだ邪《よこしま》で、5G8Kで鮎を見ても嬉しくもなんともないじゃないですか。やっぱり香りや食感、バリッという音を感じてこその美味しさがある。遠未来ではBMIを通して本当にそうした知覚を再現できるようになるかもしれませんが、中途半端に現実を再現するとつまらないものになってしまう。リアルにはリアルの良さがある、バーチャルにはバーチャルの良さがある、ということは当面は考えた方がいいのだろうと思っています。

コロナ前までは、リアルとデジタルがバンドルされているからこそどちらの良さもとれない、という状況が当たり前でした。例えば満員電車で都心まで通勤して、オフィスではメールを打ったりパワーポイントをつくったりする。これって現実の良さも、デジタルの良さもない体験だと思うんです。

ただこのコロナを契機にして、リアルとバーチャルをバチッと切り分けて、もう一回再構築してもいいんだと気づくことができたと思うんですね。「自分のリアルをつくり直してもいいんだ」とみんなが思えるようになったという意味で、今回のコロナは大きな転機になるんじゃないかと思っています。

＃トーク

そろそろ「VRの限界」が見えてきた

藤井　最近はフォトグラメトリー*を使って、現実にあるものを比較的低コストで再現できるようになってきて、速いマシンで再生すれば視覚的にはほぼ本物と同じレベルのものがつくれるようになってきたんですよね。

例えばここ3年くらい、文化庁の案件で観光の誘客用にそうしたオンラインのコンテンツをつくっていて。クオリティは高いんですけど、なんだかやっぱりつまらないんですよ、正直言うとね。もちろん誘客には有効だと思うんですけど、それを目の前にして感動するかというと、感動しないんですよね。どんなにつくり込んでも「リアルと同じ」と言えるかといえば、やっぱり違う。その先にゆたかな社会がつくれる気がまったくしないんです。

暦本　VRのクオリティが上がれば上がるほど、その限界がだんだんクリアになってきましたよね。昔は「まだ解像度が低いから」と言えたけど、「もう解像度は十分だ」となったときにどうしよう、と。

藤井　そう、言い訳ができなくなってきちゃいましたよね。

暦本　以前ヒューマン・オーグメンテーションのシンポジウムに参加したときに「VR VS 俳句」という話になったことがあるんですけど、俳句って十七文字しかないにもかかわらず、どちらがゆたかな体験をもたらせるかという意味では往々にして俳句が勝つんですよね。それは、俳句が私たちの脳のAPI†を叩いているからじゃないかと思うんです。つまり、

*フォトグラメトリー……被写体をさまざまな方向から撮影し、そのデジタル画像を解析・統合することによって3Dモデルを生成する手法。地形調査から文化財アーカイブまでさまざまな分野に用途を広げている。

脳が叩くプログラムが文学だったり俳句だったりするので、人間はそっちのほうに感動してしまう。もしかするとBMIで実現できる世界においても、「俳句の21世紀版」みたいなものが必要なのかもしれないなと思いましたね。

藤井　先ほどお話しされていた京都のレストランも、きっとその人間のAPIを叩いているんでしょうね。鮎そのものというよりは、「鮎」という抽象化したイメージ、そこに付随したイメージをつくり出している。

暦本　鮎を泳いでいる形にして焼くのも、リアルを再構築するためにやっているんですよね。だからあれは、アーティフィシャル・リアリティ的な料理法と言えるかもしれない。

藤井　やっぱり人間がつくるものって、美しさみたいなものはけっこう大きな意味をもちますよね。だってそこで、わざと死んだ鮎みたいに見せることもできるわけじゃないですか。そんなことはしないもんね、わざわざ。

リアルを早回しできたら

藤井　暦本先生は、もし脳にチップを埋め込むとしたらどんな機能を実装されたいですか？

暦本　そうですね。「Silent Voice」でのコミュニケーションは舌の筋肉を動かすスピードで律速されているんですけど、将来的には筋肉を動かさなくてもテレパシーのようにメッセージを伝えることができるようになると思うんですよね。筋肉や身体の律速がなくなった瞬間に、どんなコミュニケーションが生まれるのかということには興味があります。

もうひとつは、ネットワークで他人とつながったらどうなるのか？　先ほど紹介したのは「人間 - AI」のループですけど、きっとBMIが実現すると「人間 - 人間」のループができるので、果たしてそのときに何が起きるのか。例えば思考が突然ハウリングするかもしれないし、どこまでが自分でどこまでが相手なのかがわからなくなるかもしれない。ひとりなら普通に歩けるのに、二人三脚をやると突然歩けなくなるじゃないですか。そういうことが思考にも起きるんだろうか、というのは興味があります。

藤井　コミュニケーションスピードに関して言えば、いまの若い人たちって2倍速・3倍速で動画を消費しているから、世界が進むにつれて、人間の処理能力がぐんぐん上がっていく気がしますけどね。

暦本　講義の動画はだいたい1・5倍速でみんな聴いてますよね。でもそれを、「等速で聴

---

† API……「Application Programming Interface」の略。ソフトウェアやアプリケーションの一部を外部に公開することにより、第三者が開発したソフトウェアと機能を連携しやすくするもので、ウェブサイトやアプリなどで幅広く使われている。

かないと単位をあげない」と言った先生がいたらしくて（笑）。

藤井　（笑）

暦本　リアルの世界ってこう、本当に早回ししたいなと思うときがあるわけじゃないですか。でもリアルでは早回しもできないし、リピートもできない。ビデオに比べるとすごい不便なものにこれまで頼っていたんだな、とコロナを経てあらためて思いますよね。

藤井　僕らの日常生活をリアルタイムで再生する必要がない世界が来たらどうなるんでしょうね。1日が24時間しかないのも、消費するスピードを倍速にすれば倍にできちゃうし、余った時間で別のことができるじゃないですか。「僕は普通の人の倍のスピードで生きているから兼業してもいいじゃないですか」みたいなことが出てきてもおかしくないと思うんですけどね。

脳のアプリで何をつくる？

藤井　「電脳皮質」の話が出てきましたが、実は最近、BMI用の電極を趣味でつくり始めていて。そんなに高性能ではないんですけど、イーロン・マスクがニューラリンクでやっているみたいに、いわゆるFPGA*的なものが電極と一体になったものをつくっているんです。

で、最近ぼんやりと考えていたことなんですけど、人間はバカだから、もしかしたらマイコンの信号処理の性能が上がったら、その空いたパフォーマンスでテトリスとか実装しちゃうんじゃないかなって（笑）。

暦本　それは脳のアプリとして？

藤井　アプリとして。開発者が「ついついテトリスを入れちゃいました」とか言って、延々と頭のなかでテトリスをしてるという……。

暦本　でも、スマホの黎明期にも冗談アプリがたくさん出たじゃないですか。ビアジョッキの形をした加速度センサーだとか。ああいう感じで、いらないんだけど面白い脳内アプリがいっぱい出てきたらいいですよね。

藤井　そうそう。でもそうなったときに怖いなと思うのは、テトリスでポイントをとったら、脳内の報酬中枢が刺激されて止められなくなってしまうかもしれない。本当のテトリス廃人。

暦本　そうすると、やっぱりＢＭＩにエマージェンシーボタンは必要になりそうですよね。頭の後ろに黄色いボタンがあって、プチッと押すと止まる、みたいな。

藤井　そうですよね。

＊ＦＰＧＡ……「Field Programmable Gate Array」の略で、現場でプログラム可能な集積回路のこと。後からでも回路を書き換えられるのが特徴で、ＩｏＴなど大量のデータを扱うＩＴ社会において欠かせない技術の一つ。

暦本　本当にいまのスマホアプリみたいに脳内アプリの市場ができると、われわれが思いもしなかったまじめじゃないものもいっぱい出てくると思います。というのもいまのスマホアプリって、おそらく当初考えられていたものとは全然違うじゃないですか。ＴｉｋＴｏｋみたいなＳＮＳは、最初のｉＰｈｏｎｅが出たときには構想すらされていなかったですよね。そういう意味では、趣味でアプリをつくったりする人が増えれば増えるほど、われわれが思ってもいないようなアプリが出てきて面白くなるんだと思います。

ＶＲが妖怪に学ぶこと

暦本　ちょっと余談なんですけど、今年の大学入試の国語の試験で、妖怪がテーマの問題が出たんですよ。それによると、江戸時代中期までは「妖怪が本当にいる」とみんなが思っていたから、妖怪はフィクションじゃなかったというんです。暗い夜道に河童が出る、というのは当時の人にとってはリアルだった。

でもある時期から妖怪はフィクションとして語られるようになって、そこから多くの人に妖怪というアイデアが広まった。それが面白いと思っていて。ある時点までは妖怪はリアルな存在だったから、人は脚色できなかった。それが途中から創作性を入れていい話になった、つまり人間のクリエイティビティの世界に移った途端に、面白い妖怪がたくさん登場することになったというんです。

藤井　それはやっぱり、楽しいですからね。子供は怖がるかもしれませんが、大人は妖怪を想像することで怖がって楽しめる。「楽しい」というのが、やっぱり広まるためには大事なんだと思います。

　僕らはテクノロジーサイドに立っている人たちで、テクノロジーで社会に「ゆたかさ」を提供したいという気持ちがあるじゃないですか。そのゆたかさって何なのかなと考えると、気配だとか、食の美しさだとか、そういうものを楽しめることなんだと思うんですよね。つまり、見たものをそのまんま語っても全然面白くもなんともなくて。それってVRの解像度が上がっても面白くないのと一緒だと思うんです。そういうふうに考えると、いまのVRって妖怪以下ということですよね。

暦本　なるほど。

藤井　妖怪は、怖いし楽しめる。VRのコンテンツはどうやったら妖怪に近づけるんだろう？　その答えは、物質性にはない気がするんですよね。

暦本　本当に妖怪がいたと信じられていた頃の妖怪をリアルに再現しようとするのが、いわゆるストレートフォワードなVRのやり方で。その精度をいくら高めていっても、フィクションとしての妖怪の面白さはあまり出てこないということですよね。

藤井　そうなんですよね。ウルトラマンが着ぐるみの時代からCGになって、リアルになったはずなのになんか違和感がある、みたいな感覚に近いのかな。余白が少ないというか。

暦本　動物をデフォルメして描いたアルタミラの洞窟壁画を見ても、あるとき本物から離れようと思った人がいたはずなんですよね。それがきっとアートの原点だと思うんですけど、リアルに似せることではない軸でその「本物らしさ」を表現すること。それはいまのVRの方向性とは逆ですよね。リアルを離れたときにだけ現れるリアル的な何か、がこれからのVRにも必要なのかもしれないですよね。

藤井　今日のお話を聞いて、「ゆたかさ」や「美しさ」をキーワードとして改めて考えたいなと思いました。人間である以上、美しさというのは、やっぱりクリエイションのひとつの軸であってほしいと僕は思うんですよね。僕らが将来、テクノロジーをオーバーレイしたかたちの新しい現実をつくるときに、美しさというものが軸にないといけない。そこを常に考えながら現実をつくっていくことが大事なんじゃないかと思うんです。

＃Q&A

——自動運転の精度が高度になれば交通事故の確率が減っていくのと同じで、テクノロジーが高度で精密になっていけば、偶然性はなくなっていくものなんでしょうか？

暦本　でも、事故がなくなっても、「どこに行きたいか」っていう人間の意思はありますよね。カーブを曲がり切れないということはなくなるかもしれないけど、「今日は箱根に行きたい」とか「海に行きたい」というのは依然として残る。だから、テクノロジーが進むからすべてが決定的な社会になる、という感じではないと思いますね。

——もしかしてＶＲは将来、人間が人間を見抜く能力、気づきやコーチングといった人間同士の特有な呼吸的現象を退化させてしまうのではないかと思いました。その点はどう考えられますか？

暦本　さっきも言ったんですけど、人間の感覚のなかでもかろうじてVRが代替できているのは視覚と聴覚の一部くらいで、ほかのパーセプションは全然できていないに等しい。と考えると、VRの世界でリアルを代替できると思ったら実はそうでもない。われわれがゆたかと思うものの大多数はそこにはない、VRですくい取れないところにいろんなものがあるので、VRを「実質的な現実」とは言わない方がいいんじゃないでしょうか。まだまだVRはほんのちょっとの現実のかけら、くらいの位置づけだと思います。

——俳句的な感覚をVRでどう再現することができるでしょうか？

暦本　それはおもしろい。それは俳句がなぜ成立するか、あるいは俳句を他言語に翻訳できるのか、という問いにもつながりますよね。たぶん俳句の翻訳って、ＤｅｅｐＬには最も難しくて。つくり手と読み手の脳のなかに共通文化があるからこそ最小限のエンコードをするだけで伝わる、みたいなところが俳句にはあるので、もしそういう感覚をVRで再現できれば、実は解像度が低くてもなんらかのリアリティを伝えられるかもしれないですね。

藤井　この場合の「俳句的な感覚」というのは、言語が僕らの脳に喚起する何か、ということなんですかね。

暦本　そうですね。われわれは情報を伝えるためには声やジェスチャー、表情を使うことができますが、いちばんコントロールしやすいのが声なので、それに乗っかってエンコードしている情報が言語と言えると思うんですね。

だけど、もし伝えたい脳のイメージが取り出せるようになれば、映像をそのまま伝えることで他人に伝えられるかもしれない。でもその場合でも、やっぱり抽象化が入るのではないでしょうか。声の情報はただ現実の音を真似ているだけじゃなく、言語というトークンが発明されて機能しているので、映像を脳から直接伝えるようになっても、その抽象化は起きるような気がします。そのイメージは漫画的になるかもしれない。

――時間感覚は脳のなかで可変だと思いますが、事故に遭ったときにスローモーションになるなど、それを意図的にコントロールすることは可能になるのでしょうか？

暦本　学生たちが授業のビデオを1・5倍速で見ているという話をしましたけど、それがリアルワールドでできるようになると、「つまんないぞ」と思ったらキュッと早送りをする、みたいなことになりそうですよね。

藤井　早送りしたいもの、いっぱいありますよね（笑）。現実的に考えれば、意識がなくなればその間に時間が過ぎちゃうから、意図的に睡眠のコントロールができれば時間はいじれるのかもしれないです。

――VRとリアルの間には、時間と空間における並行スペクトラムが連続ループしているので、進化生物学的根拠に深く結びついているのではないでしょうか？

藤井　そうですね。ＶＲのなかで時間・空間を操作すると人の認知が変わるというのは、進化というより学習、発達学習の話で、人ってそれぐらい変われるってことだと思います。脳ってやっぱり結構可塑的だから。

暦本　バーチャル空間の関数を変えて空間が歪んでいっても、人間はけっこう簡単にアダプトしちゃいますよね。

藤井　原著論文は読んでいないんだけれど、以前ロブスターのアバターをつけて暮らしていたら、ロブスターの手ができたような感覚が生まれたという話を聞いたことがあります。しかもその手は、動かせるようになったと。もしかしたら人間は、手や足を増やすくらいの拡張はいつでもできるのかもしれないですね。

——最後に、暦本さんにとっての現実とは何でしょうか？

暦本　究極的には「自分で定義できるもの」だと思います。

振り返り：現実とは『自分で定義できるもの』

暦本先生は、東京大学教授で、ソニーコンピュータサイエンス研究所（ＣＳＬ）の副所長である。最近では、ＣＳＬ京都を開設して、そのディレクターを務めておられる。ＣＳＬに世界中の優秀な人を集めるのに、国内の一番魅力的な場所はどこだと考えたときに、京都であれば歴史的にも文化的にも魅力十分なので人を呼べるだろうという考えで決めたという話をされていた。確かに、京都なら行きたいと思う研究者は世界中にたくさんいるだろう。

しかし、僕は暦本先生が京都を選んだ本当の理由は、自分自身が京都の食に惹かれたのだと思う。暦本先生は食いしん坊だ。前出の稲見先生も相当の食いしん坊だが、暦本先生のそれは少し違う。

コロナの第一波でみんなの行動が制限を受けたとき、〈格之進〉という熟成肉で有名なお店の千葉祐士社長が、オンラインでのハンバーグの焼き方ワークショップを行っていた。そのワークショップに暦本先生は一度ならず何度か参加していた。そして、ハンバーグの焼き方を極めようとしていた。僕はそれを見て、この人の食に対する興味の対象は、食べるだけではなくてエンジニアリングとしての食なのだと思った。僕も、食に関しては食べること以上に作る方に興味を持つことが多い。お店のキッチンの中が見えれば、シェフの手先をじーっと見てしまうし、キッチンに入れるのであれば、もっと近くで見つめてしまう。余った切れ端の食材をつまんだりもする。当然僕は素人なので、見たからといって再現なんかできないのだけれど、面白さという点では食べるよりも作るほうが面白い。

コロナ前には、僕は暦本先生や落合陽一さんたちと定期的に食事会をしていたが、暦本先生の料理に対するコメントは、本当に科学者のそれで冷静なのである。一方の僕や落合さんは、「ウマイなー、実にウマイ！　サイコー！」なので、だいぶ違う。でも、料理の美しさや旨さが一線を越えると、暦本先生は「これは！」という感じで冷静さをなくし我を忘れる。そして僕ら一同は興奮しながら食べる。でも暦本先生だけはすぐに冷静に戻ってしまうんだけど。

なので、知らない人からすると暦本先生は怖いかもしれない。一線を越えるところまでは、作る人としての暦本先生が冷静に良し悪しを判断する。学生が、暦本先生にプレゼンする時は相当に緊張するだろうなと思う。

しかし、プレゼンの内容が一線を越えて暦本先生の琴線に触れると、興奮し始めて、子供のようになる。その時の暦本先生は実にチャーミングなのだ。僕は、そんな暦本先生を尊敬して止まないのだが、レクチャーシリーズのような場では、学生さんと同じように緊張する。なんと言っても世界中のみんながスマホのインターフェースでお世話になっているマルチタッチを作ったひとなのだ、暦本先生は。

世の中に数多ある技術の中で、ヒトに関わるところは全て暦本先生の研究領域であると考えるとその領域は極めて広い。そして、その幅広い領域で新しい可能性がありそうなところに暦本先生は自分自身で直接手を出して、その技術の手触りを実感して、派生する未来世界を妄想する。ハンバーグの焼き方を試行錯誤するように。その世界は現在よりも、もっとゆたかでもっと美しいものであるべきであると考えていて、テクノロジーの明るい未来を信じて進み続けている。

言うまでもなく、暦本先生はヒューマン・オーグメンテーションの先端研究者であり、現実を知覚する人間をオーグメントすることが研究の中心だ。オーグメントの内容についてはさまざまで、視覚や聴覚の拡張とそれに付随して発生する社会の拡張も大きな研究テーマになっている。そういう意味では、現実をつくっているヒトの知覚を拡張していることになるので、ヒューマン・オーグメンテーション技術は現実を拡張し改変するためのツールと言い換えることができるだろう。

特にＩｏＴならぬ、ＩｏＡ（Internet of Abilities）という未来像は、それが実現すれば社会に対して大きなインパクトを与えるものである。「マトリックス」でトリニティがヘリコプター操縦法をダウンロードするように、わたしたちのスキルが同じようにどこからかやってきて大した努力もなく獲得できるのだとしたら世界はどうなっていくのだろうか？　当然ながら時間と努力を重ねて新しいスキルを身につけるリスキリングという考え方はなくなってしまうだろう。

しかもその場合のスキルは、レンタカーのように必要なときに一時的に利用するだけで良いわけで、スキルそのものは利用しなくなったら手放しても構わないことになる。つまりスキルを維持するための維持費がかからないことになる。

それは一見努力の価値を否定するように思える。そのため、ＩｏＡによってスキルの価値と意味が大きく変わってくるだろう。もし、ヒトと同じ知覚を持つロボットがそのようなスキルをダウンロードによって獲得できるのであれば、なにも人がそれを行う必要もなくなる。

実は自動運転のような形でそれは実現されつつある。ロボットがクルマで、スキルが自動運転機能という形で。ヒューマン・オーグメンテーションで社会に何が起きるかは、自動運転によって今後何が変わるかを参考にすると良いのかもしれない。

暦本先生によると、オーグメンテーションは基本的に身体・存在・知覚・認知の４種類の拡張で実現するという。身体、知覚、認知の拡張は比較的分かりやすいが、存在の拡張とはなんだろう？　その点について、今回のレクチャーシリーズ内で扱うことはしなかったが、ＩｏＡの根幹にあるのが存在の拡張なのかもしれない。

ＩｏＡは、その一つの形態として、二人羽織のように、誰かが誰かに乗り移るということを想定している。そこでは、乗り移った方も、乗り移られた方も、行動主体が曖昧になり、境界が溶けてしまう。また、乗り移る方もフルタイムで一人に乗り続けるわけではなく、時間分割することで、一人のプロフェッショナルが複数人に同時に乗り移るところまで想定されている。


暦本先生の研究室の研究で、カメレオンマスクという面白い研究がある。実験参加者Ａはタブレットを顔の前面に装着したデバイスをかぶる。そのタブレットには、もうひとりの参加者Ｂの顔が映っている。つまり、Ｂの顔を持つＡさんが出来上がる。

Ａさんと相対する人Ｃさんは、身体はＡさんで顔はＢさんに向かって会話する。会話する主体はＢさんだ。Ａさんは会話には参加しない。果たして、そのときＣさんの会話の相手はＢさんと言い切って良いのだろうか。

暦本先生のチームは、その状態で区役所の窓口に行って住民票か何かの請求をしてみたそうだ。窓口では本人確認が行われ、タブレットに映っているのは本人で、でも身体は他人という状態で、本人確認はＯＫで申請が通ったという話をされていた。詳細は記憶が曖昧なのだけれど、通ったんだ！　とビックリした記憶が残っている。まあ、本人でも別人でも請求できる種類の書類であったからとか理由はあるかもしれないが、杓子定規なお役所でデジタルなりすましが通るというのは興味深い話だ。今どきなら、ＡＩがタブレット上の動画を作って、インタラクティブな会話を行えば本人抜きの完全ななりすましも可能だろう。

暦本先生の Silent Voice では、機械側の動きに合わせて人の発話の筋活動が最適化されるという話題が出た。機械が賢くなってくれたおかげで、ヒトと機械が対話する領域が増えている。今のようなＡＩが出現する前は、機械との対話はエンジンを持つ移動用のマシンや、アナログの電子機器に限られていた。

たとえば、車のエンジンは特有の出力特性があって、それにサスペンションやホイールのアライメントや、ギアのセッティングで動力性能が大きく変わる。同じ車を動かすのでも、車と対話をしながらでないとスムーズに動かないのである。特に古い車は、Silent Voice のように、ヒトが車に合わせて操作しないとギクシャクして前にきちんと進まない。同じように、古いオーディオやシンセサイザーなども操作方法に癖があったりする。

これまでは、身体的なインタラクションがほとんどだったヒトと機械の関係が、認知領域

ィティエイリクのパ降以*Stable Diffusion

にも拡張してきたのが現代の特徴だろう。たとえば、Stable Diffusion*以降のクリエイティブ領域での独自性とはなんなのかという疑問が多くの人の間に広がっている。呪文のようなプロンプトと呼ばれるテキストを与えると、ＡＩがあっという間にそれっぽい画像を出力する。そのテキストを調整してシードになる適切な画像を与えることで、さらに出力の精度が上がってくる。こんな感じ？　いやもう少しこんな感じでという機械との対話は、ゴール設定をヒトが与えているので、クリエイティブである。ＡＩを利用した作画が今までの作画と違うのは、単に描画のスキルを持たなくてもゴールに到達できるという違いでしかない。これによって、クリエイティブ領域がＡＩによって侵食されたと嘆くことは間違っている。むしろ社会にとって福音である。

ＡＩのようなサポートシステムによって拡張されるスキルが、ヒトによって与えられているのか人工システムによって与えられているのかの区別は、拡張される側のヒトにはできなくなる。車や飛行機をうまく運転・操縦できる喜びと同じように、あらゆる生活シーンで、システムを上手く使える喜びが社会に溢れてくるに違いない。ＡＩとヒトの共同作業がわたしたちの未来の働き方だろう。そこで得られる報酬は喜びであり、感動になる。

そのような形で人間を拡張すると、その結果現実が改変される。それは、拡張された人だけではなく、その人と相対する人の現実にも影響を及ぼす。つまり、われわれが知覚する現実がテクノロジーによって変わることで社会の現実も常識も変わってくる。

　これまでは限られたリソースを奪い合い、自分のグループに利益をもたらすことがわたしたちの社会の目的であり、それに基づいて現実は構築されていた。しかし、これからは安価なデジタルリソースと、自分の脳から無限に生み出されるクリエイティビティを組み合わせて新しい価値をつくり出すことが人生の目的へ変わっていく。

　そこで重要なのは自分の脳と向き合うことだと僕は思う。現実科学という考え方は、自分の脳の癖を理解し、他者の癖も理解し、そこで合理的に現実を再定義し改変することである。現実は常に変化するし、その変化は自分の脳がつくっている。ある意味で現実について考えることは、自己参照型のループに陥らざるを得ないけれど、ループは予測困難な他者を巻き込むことから非常に複雑であり、単純な自己参照ループ構造には陥らない。そのため、俯瞰《ふかん》すると必ず随所に自己参照の仕組みを持っている現実に対して、わたしたちはそれを前提と

＊Stable Diffusion……２０２２年に公開された、ディープラーニングによる機械学習をもとに、テキスト入力に基づく画像を出力する画像生成ＡＩ。そのクオリティの高さから、同年に公開された「Midjourney」とともに世界中で大きな反響を呼んだ。

しない一見合理的な社会をつくってきた。

しかし、わたしたちの現実は本質的には妖怪を許容するゆたかな世界なのである。現代社会はこのゆたかさを非合理的だとして排除することで合理的なゆたかさを生み出しているように見せている。しかしそれによってヒトの脳の中から湧き出るゆたかさの源泉を止めてしまい、わたしたちの現実は貧しいものになってしまった。

俳句を詠むように、日々を暮らすこと。美しさを愛でて、クリエイティブであること。俳句は一見情報量が少なくても、わたしたちの脳の中にゆたかな世界をつくり出す。その世界は言語を通じて、それぞれの脳の中に独自に展開・拡張され、無限のイメージを自分の意志でつくり上げることができる。

「究極的には『自分で定義できるもの』」だという暦本先生の言葉は、未来の技術を見据えた天才的妄想家の現実定義として非常に奥深いものだと言えるだろう。

「口パク」だけでしゃべることのできるインターフェース「Silent Voice」（本文１１０ページ）の動画を左記のＱＲコードからご覧いただけます。

手を使って「しゃべる」ことのできる「Glove Talk 2」（本文１１２ページ）の動画を左記のＱＲコードからご覧いただけます。

第5章

「現実とは『今自分が現実と思っていること』」

——今井むつみ

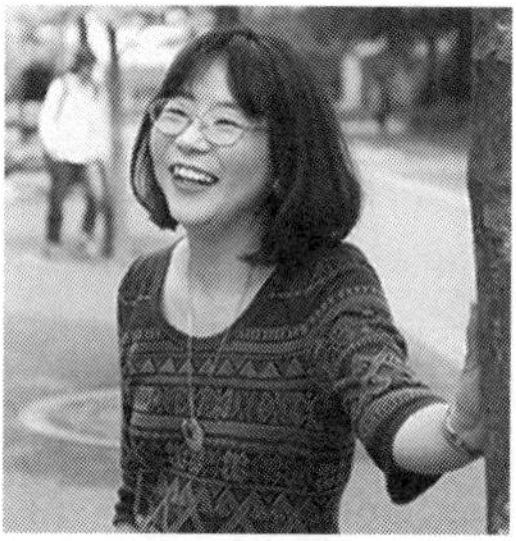

今井むつみ（いまい　むつみ）

慶應義塾大学環境情報学部教授。専門は認知科学、言語心理学、発達心理学。幼児の言語や概念の発達、認知科学の立場から学びの仕組みを明らかにする研究を行っている。国際認知科学会（Cognitive Science Society）のフェローにアジアから初めて選出される。著書に『学びとは何か』『ことばと思考』（以上岩波新書）、『ことばの発達の謎を解く』（ちくまプリマー新書）、『言葉の本質　ことばはどう生まれ、進化したか』（共著、中公新書）など。

（2021年4月20日 開催）

＃レクチャー

現実は「いまここ」だけでは足りない

私は慶應義塾大学の湘南藤沢キャンパス（ＳＦＣ）で認知科学を教えていて、特に言語認知発達の分野が専門です。言語が子供の発達に与える影響や言語と身体のつながりについてや、言語の違いが私たちの認識に与える影響などを研究しているのですが、今回は「現実」がテーマということで、言葉と現実はどう関係しているのかをお話しできればと思っています。

そこでまず考えたいのが、「現実とは『いまここ』だけなのか？」ということです。そのために、まずは「いまここ」しかない人、例えば記憶障害を持っている人のことを考えてみましょう。

認知科学の世界では非常に有名な患者さんに、Ｈ・Ｍさんという方がいます。彼は２００8年に82歳で亡くなられたのですが、27歳のときにてんかんの治療のために海馬を含む内側側頭葉を切除しました。海馬というのは記憶にとって非常に大事な部位ですから、その結果、彼は16歳までの記憶は残ったものの、それ以降の記憶をすべて失くしてしまいました。手術後は、新しく入ってくる情報の記憶が数分間しか持続しないという非常に重篤な記憶障害に陥ってしまったんです。彼は自分がどこにいるかわからず、西暦も自分の年齢も、以前会ったことがある人間も認識できませんでした。

この例からもわかるように、「現実」というものを私たちが認識するには「いまここ」があるだけでは足りません。過去から今に至るまでの道筋がつながっていなければならないのです。

一方、動物にとっての現実はどうでしょうか。動物にも記憶はありますが、人間と異なり動物は言語を持ちません。そして、言語の特徴として言語学者の多くが挙げるのが、「いまここ」を離れて過去や未来のことを考え、語る手段になるという点です。

こうした抽象的な概念を自分の身体の一部にできるという言語の特徴を、言語学者や哲学者は「ディスプレイスメント（超越性）」と呼びます。言語が持つこの特徴を考えると、私たちの現実は「いまここ」ではなく、過去・現在・未来の時間軸が混然一体となったものになっていて、現実と記憶は切り離せないものであると考えてよいのではないかと思います。

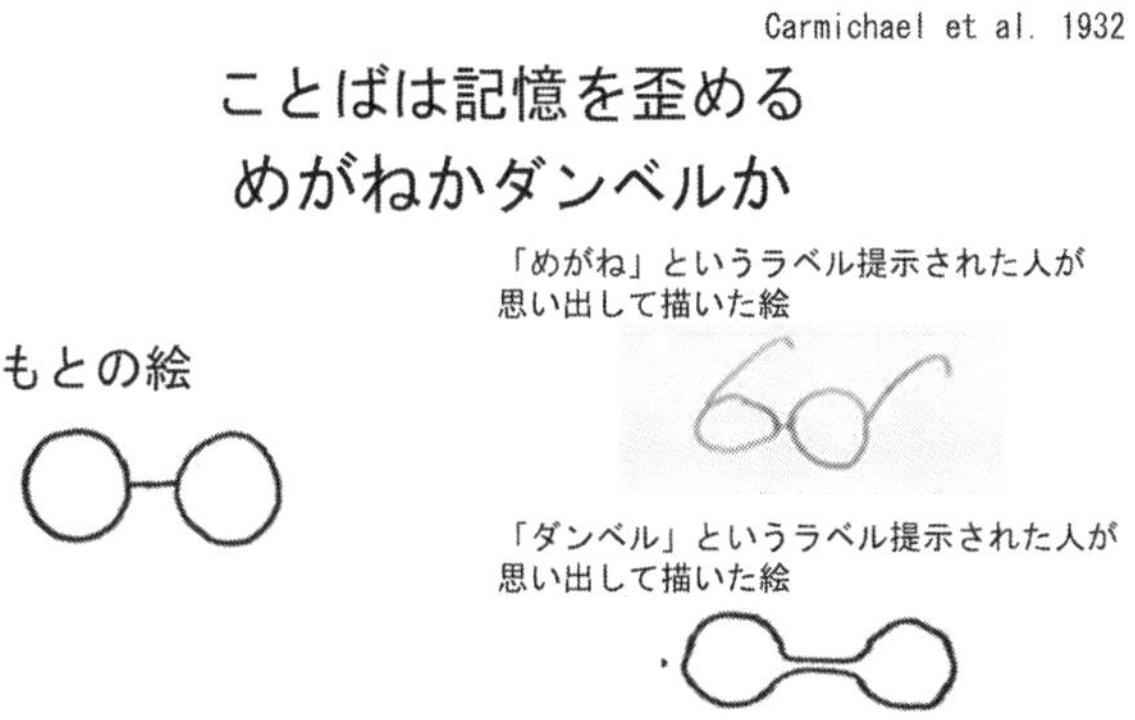
Carmichael et al. 1932
ことばは記憶を歪める
めがねかダンベルか
「めがね」というラベル提示された人が
思い出して描いた絵
もとの絵
「ダンベル」というラベル提示された人が
思い出して描いた絵

ことばによって変容する記憶

それでは、私たちが今見ている世界や少し前に見た世界は、どれだけ言語に影響されているのでしょうか？　それを解き明かした1932年の古典的な研究があります。

上の図は被験者にふたつの丸が棒線でつながれた絵を見せ、しばらく時間を置いてから絵を思い出して描いてもらうという実験です。ただしこの絵にはラベルが貼られていて、半数の絵には「めがね」、もう半数の絵には「ダンベル」と書かれています。すると、めがねというラベルがついた絵を見た人は、知らず知らずのうちにツルがついためがねのような絵を描いてしまったりする。一方、ダンベルというラベルがついた絵を見た人は、丸をつなぐ棒線が太くなったダンベルのような絵を描いてしまうんです。

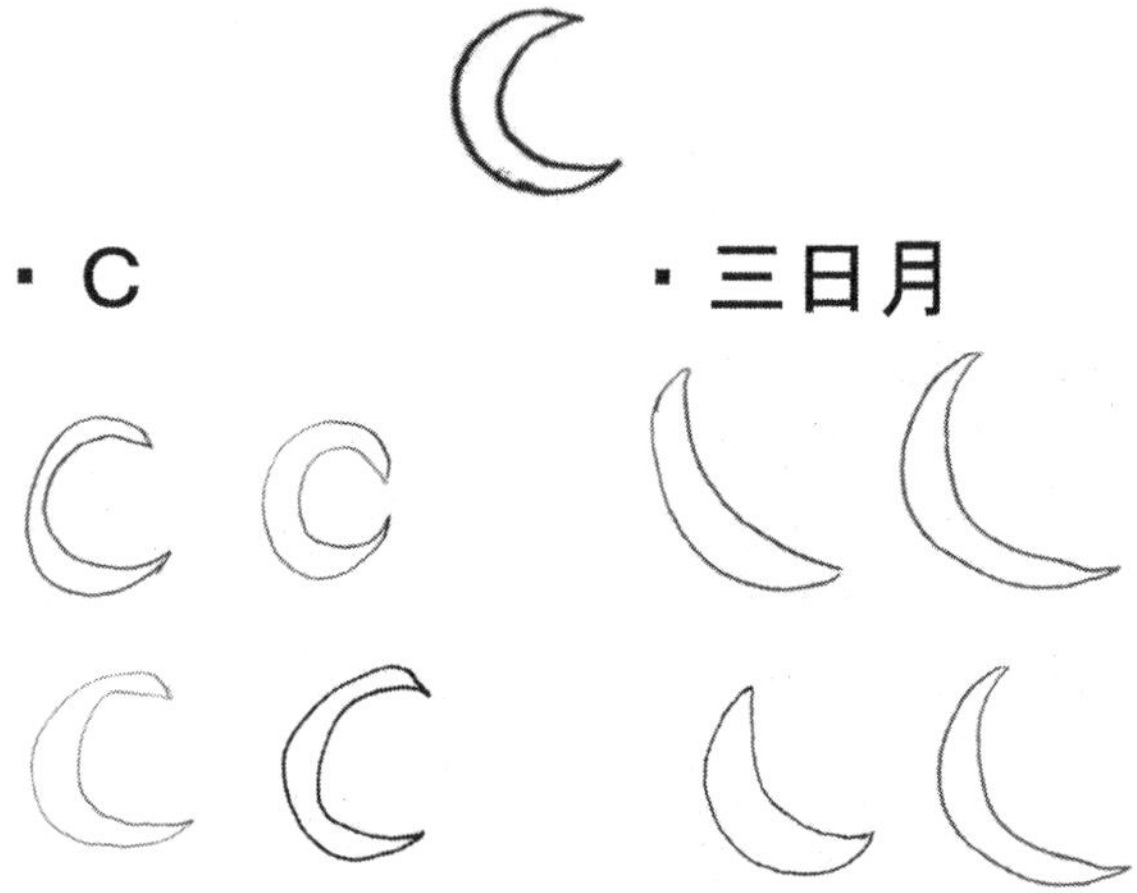

また別の実験では、上の図にある図形を描いて「C」と「三日月」というふたつのラベルをつけました。すると「C」のラベルがついた図形を見た人はくぼみが深くなり、「三日月」のラベルがついた図形を見た人はより開いた形を描きました。

こうした実験から、私たちの記憶は機械やカメラと違って非常に脆弱で、ほんの数分前に見た現実ですら変容してしまうということがわかります。そして言語は、その変容を引き起こす大きな要因のひとつなのです。

こうした変容はモノの形以外でも起こり得ます。ちょっとした言い回し一つで記憶が変わってしまうことを示した実験があります。記憶研究で世界第一人者であるエリザベス・

ロフタス教授による実験です。

この実験では複数の自動車がかかわって起こった事故の動画を見てもらい、その映像について質問しました。このとき被験者の半分には「Did you see **a** broken headlight?」、残りの半分には「Did you see **the** broken headlight?」と聞いたのです。両方とも日本語にすると「壊れたヘッドライトを見ましたか？」と翻訳されてしまうのですが、英語では「a」と「the」という冠詞の違いによって、後者には「（ヘッドライトが）あったけれど見ましたか？」というニュアンスが含まれます。すると、後者の質問をされた被験者は「イエス」、つまり「あった」と答える人の割合が高くなったのです。

また、同じく自動車事故の映像を使った実験もあります。この実験では被験者に自動車事故の映像を見せ、「自動車同士がぶつかったとき、クルマはだいたいどれくらいの速さで走っていましたか？」という質問をしました。ただし、このとき「ぶつかった」の部分を「smashed（激突した）」「collided（衝突した）」「bumped（どんと突き当たった）」「contacted（接触した）」「hit（ぶつかった）」など異なる単語を使って表現したんです。すると、同じ映像を観ていても、強い表現を使われた被験者ほど、速いスピードを回答する傾向が見られました。

このように、私たちの記憶は冠詞の使い方や動詞の使い方といった何気ないことばのチョ

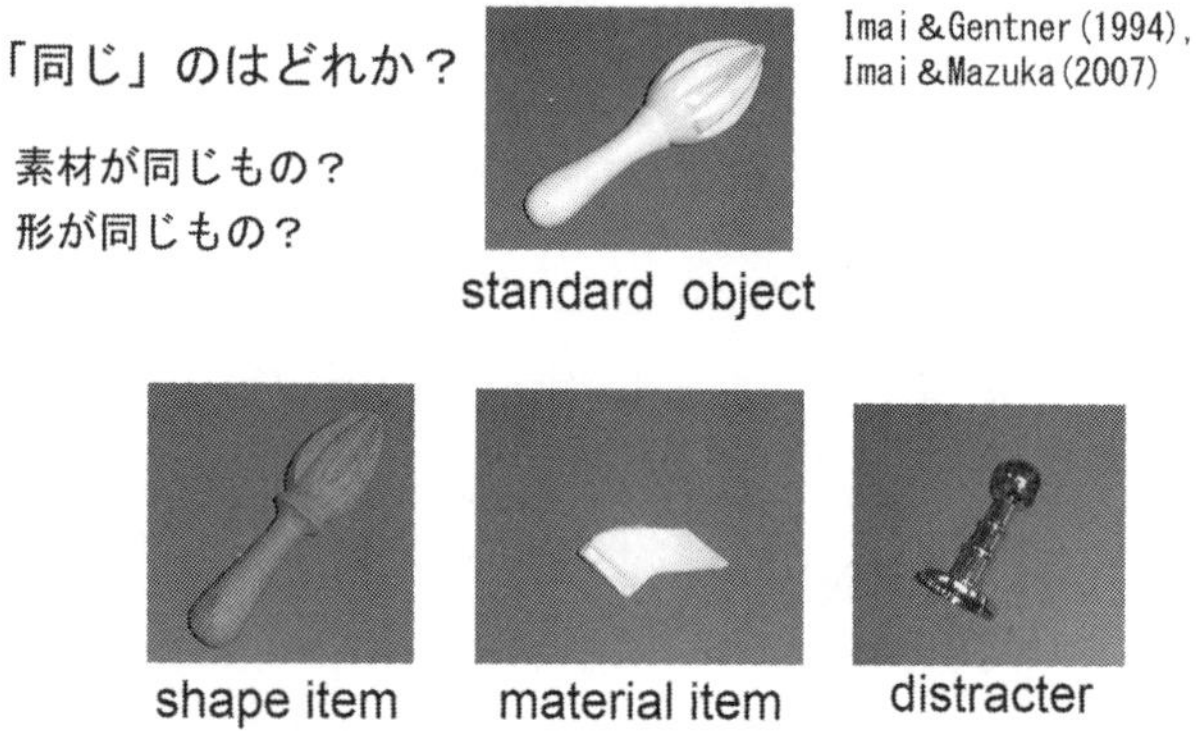
「同じ」のはどれか？
素材が同じもの？
形が同じもの？
Imai &Gentner(1994),
Imai &Mazuka(2007)
standard object
shape item
material item
distracter

イスで変わってしまうということが、認知心理学の世界では知られています。

ことばは基準をかたちづくる

次に、言語は世界の何を切り取っているのかを考えてみましょう。私たちが見ている世界は多層的かつ多感覚ですが、ことばはそれを全て包含したかたちで世界を分節しているわけではなく、ひとつの次元にのみ注目して分類しています。

そのひとつが、モノの名前です。例えば、上の図に対して「同じものはどれでしょう？」という質問をすると、ほとんどの人は同じ形のものを選びます。よく考えると、同じ素材のカケラだって、同じではないとは言い切れません。しかし、ここでは形や機能が同じであることが重視されていて、素材はあまり関係ないよね、と思われたわけです。

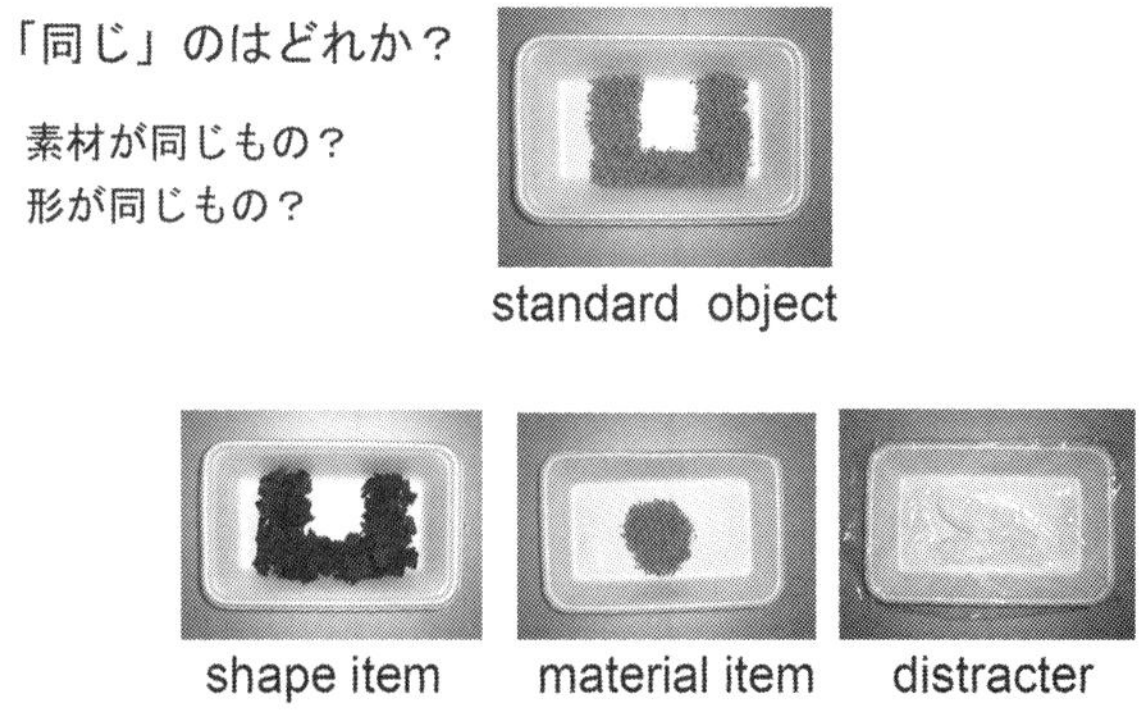
「同じ」のはどれか？
素材が同じもの？
形が同じもの？
standard object
shape item
material item
distracter

次に、木屑と皮を同じUの字に並べた上の図において同じものはどれか考えてみましょう。すると今度は、同じ素材のもの、つまり木屑を「同じ」と答える人がほとんどで、同じ形のものを選ぶ人はほとんどいませんでした。この例では形や機能ではなく、素材という物質が重視されたわけです。いまの形は刹那的な状態に過ぎず、ものの本質ではないと考えるわけですね。

それでは、人は何をもって同じと判断するかを決めているのでしょう？　私たちの実験では、人はふたつのものが同じかどうかを、全体を総合的に見て決めているわけではなく、対象をどう名づけるかによって決めていることがわかってきました。対象が物体の名前で呼ばれるか物質の名前で呼ばれるかによって、何に注目して同じとするかが変わるんですね。

英語話者の場合、注目する対象が物体か物質かは、文章が可算名詞か不可算名詞かによってわかります。例えば「fep（フェップ）」という架空の名前のものがあったとしましょう。ここで「This is a fep. Can you find another fep?（これはフェップ［可算名詞］です。ほかのフェップはありますか？）」と聞くと、文法の手がかりによって自動的に物体に注目しなくてはならないことがわかります。一方、「This is some fep. Can you find some more fep?（これはフェップ［不可算名詞］です。ほかのフェップはありますか？）」と聞くと、物質が注目されます。では文法の手がかりがない場合はどうするかというと、英語話者は可算名詞であるという仮定のもとに考える傾向があるということが私たちのコントロール実験の結果としてわかりました。

一方、日本語の名詞には可算・不可算がありません。なので、「フェップはどれ？」と聞いた場合、物質と物体で答える人が半々くらいになります。つまり、日本語話者と英語話者では認識がズレるのです。

こうしたことを踏まえると、ことばは「同じもの」の基準をある程度かたちづくっていると言えるかもしれません。

ことばというフィルター

最後に色ことばの話をさせてください。色ことばというものは、よく考えてみると非常に抽象的な概念です。私たちが何かを見るとき、色だけを見ていることはほとんどありません。普通は物体を形や模様、テクスチャーなど多層的かつ多感覚的に見ていますが、色ことばはそのうちのひとつだけを取り出しています。

しかも、色には「ここからここまでが赤」というような正確な分類がありません。色自体は連続的に推移します。しかし言語はそれを分節し、ことばのカテゴリーに分類します。言語によっては青と緑の区別がないこともありえます。例えば、日本語は色をだいたい13から14の語で言い分けていると言われていますが、ほかの言語は6つくらいの語しかもたないことが多いんです。また、色を同じ6つに分けるにしてもその分け方は言語によってさまざまです。

さらに、文化的習慣も色の認識に影響を与えます。例えば、日本語話者やドイツ語話者が黄色と呼ぶ信号の色を、オランダ語話者はオレンジと呼びます。実験として信号の色を見せた後に「選択肢の中からさっき見た色を選んでください」とやってみると、ドイツ語話者は実際よりも黄色味の強い色、オランダ語話者はみかん色に近い色を選ぶ傾向があります。しかし、同じ色を信号という文脈から離れた状態で見せると、ドイツ語話者もオランダ語話者も実際の色に近い色を選べるようになるのです。

色のほかにも匂いとか、空間の関係、つまり右と左なども抽象的な概念の例として挙げられるでしょう。例えば、世界には左右の概念を持たない言語も多くあるんですよね。そうした言語である状況の位置関係を説明する場合「一人の女の子は鼻を南側に、もう一人は東に向けていて、その間に木がある」といった描写になります。単なる描写の仕方の違いのようにも見えるかもしれませんが、文化人類学の研究では、こうした違いは空間認識そのものの違いに根ざしていると考えられているのです。

このように、私たちはことばのフィルターを通して現実を認識し記憶しています。いまここにある世界というものは記憶された現実と不可分ですが、その現実は記憶とことばが絡み合う非常に主観的な経験なのです。

＃トーク

ことばには「隙間」がある

藤井　僕らの認識というものは本来多層的であるにもかかわらず、そこに言語がスポットライトのように当たることで、その本来多層的なはずの情報や意味が狭められてしまうというのは、面白くもあり、人間の限界を決めているような怖さもあって、とても興味深いお話でした。

だけど言語って離散的なものですよね。だから複雑な世界を多元的に表現しようと思っても、どうしても何かが抜け落ちてしまいますよね。言語で表現できないそうした「隙間」について、今井さんはどうお考えですか？

今井　それは「言語が表現できないもの」という意味ですか？

藤井　そうです。きっと言葉にはいろいろな隙間があるから、哲学者は身体がどうだとか言い始めるんですよね。

今井　なるほど。私は会話でも文章でも、言語の理解や解釈は「行間を読む」というプロセスなしには基本的に成り立たないと考えているんですよね。記号を文法に則ってつなぎあわせ、字義通りに機械的に理解すれば意味が生まれるかというと、そうではありません。会話であれば声の調子やイントネーション、身ぶりなど、言語学者が「パラ言語」と呼ぶ要素も含めて解釈する必要があります。たとえば「ほんとぉー？」といったふうに話すと、この人信じていないんだな、ということがわかります。しかし、文字テキストの場合はこうした要素がないので、さらに想像力を働かせる必要が出てきますね。

いずれにせよ、記号としての言語だけですべてを伝えることはできません。発する側も受け取る側も想像力を働かせないと、相手の言うことは理解できない。そういう意味で、限界はあると思います。

記号を現実に「接地」させる

藤井　行間を「補完する」ということと関連するかもしれませんが、僕は以前、「ＳＲ（代替現実）システム」というものを開発していました。これは、ヘッドセットの中の〝現実〟の映像を、着用者に気づかれずにあらかじめ用意した過去の映像に差し替えることによって、物理世界の〝今ここ〟がいつの間にか過去の映像に補完されて地続きに一体化する、というものでした。

その一方で、いわゆるメタバースと言われるような完全にデジタルな世界のなかだと、そこにデジタルなものをいくら重ねても〝今ここ〟とはつながらないんですよね。でも、たとえばデジタルなものが30個ある中に一つでもアナログの「杭」が打ってあると、そこから現実とのつながりが生まれるのかもしれません。

今井　いま藤井先生がおっしゃった「デジタルだけを並べてもリアリティは生まれない」というのは、いわゆるシンボルグラウンディング（記号接地）問題だと思うんですよね。これは、単語を単なる記号として覚えると身体と接地しないというお話です。これに関連するものに、ジョン・サールという哲学者が発表した「中国語の部屋」*という思考実験があります。

中国語が全くわからない人を部屋に閉じ込め、文法書と辞書を与えて全部覚えさせたとしましょう。さて、その人が中国語のテストに合格して外に出られるようになったとき、この人は中国語を話せるのかというと話せません。それは、この人が中国語を記号として覚えていても、その記号ひとつひとつが、身体に結びついていないからです。つまり、抽象的な言葉の操作ができるようになるためには、言葉を伴う身体経験がある程度必要になるんです。

藤井　この「現実科学ラボ」の初回で稲見昌彦先生が、現実というのはひょっとすると「痛み」であると言ってもいいんじゃないかとおっしゃっていましたが、その痛みもある種、現実にグラウンドさせるための杭のようなツールなのかもしれません。もちろん、それは必ずしも痛みに限らなくてもいいのだけれども、僕らはどうしても言葉の世界や抽象的な理解、つまり認知負荷が低いところで考えたがりますよね。でも、やっぱりそこでなんらかのかた

＊中国語の部屋……いわゆる「チューリングテスト」に対して哲学者のジョン・サールが提起した思考実験。中国語をまったく理解できない人を小部屋に入れ、完璧なマニュアルを用意して外からの質問に完璧に応答させたからといって、その人が中国語を理解しているとは言えないのと同様、完璧な応答をするコンピュータや人工知能に必ずしも「知性」があるわけではないことを論じた。

ちでグラウンドさせることによって、初めてこの世界をつくれるんだろうなと最近思いますね。

今井　実際のところ、ことばって非常に抽象的なんですよね。私たちは直接観察可能なものの名前などは具体的なことばと考えがちですが、実際には目に見えるものや動きなどを指すことばも非常に抽象的です。例えば「歩く」という動詞は具体的に思えますが、ファッションモデルの歩き方から、競歩の選手の歩き方、能役者の歩き方、さらには犬や馬の歩き方、オオサンショウウオののしのしとした歩き方など、あらゆる歩き方があります。そうしたビジュアルとしてはかなり違う様相を伴う光景を、私たちはすべて一括りに「歩く」と言っています。そう考えると、ことばはかなりの抽象性を持っています。

逆に抽象度が比較的低いのが、「ワンワン」「ニャーニャー」などのオノマトペです。日本語の場合、オノマトペは音の模倣だけでなく、擬態語のように物事の状態・身ぶりを表したものもあって、音でありながら非常に多くの感覚を包含しています。痛みひとつとっても、日本語は「ズキズキ」「シクシク」と「ズキンズキン」など、その強さや連続性、痛み方などを便利に表現することばがあります。これが英語にはあまりなく、動詞を修飾的に使って言い表すくらいしかないと言われています。

では、日本語のオノマトペは原初的だから抽象的な記号ではないかというとそうではなく、やはり記号なんですよね。そもそも、言語や時代によって犬やニワトリの鳴き声はかなり違います。ということは、普遍的に感じられる音と感覚のつながりがそのままことばになっているわけではないということですよね。同じものを表すオノマトペでもすごく多様で、それは言語というものの性質を考えるうえでいろいろなヒントを与えてくれることなのではないかと思います。

ことばでは伝えきれない感覚

藤井　言い表せないという話で言うと、伝えたいことがうまく表現できないこともありますね。僕は「肉肉学会」というものに参加しているんですよ。そこではお肉好きが集まって、あの肉はどうだったなんてコメントする。でも僕は美味しいモノを食べても「ウマー」としか言えないんです。

今井　(笑)

藤井　周りには「藤井さんはいつもウマウマしか言わないね」って言われるんですけれど、どの言葉を使って説明しても、表現として正しくないと思ってしまう。味に関しての言葉が不自由なんですよね。

今井　あ、でもそれは日本語にない表現だからかもしれません。例えば、匂いも抽象的な概念ですが、日本語に香りや匂いを表す語彙ってほとんどないんですよね。例えば「甘い香り」という表現は、もともと味の表現から借りてきたものです。ワインのソムリエも、「鋭い」「甘い」のようにほかの感覚から転用した語彙や「チョコレートのような」「ベリーのような」といったモノの香りや味を転用して匂いを表現します。その一方、匂いに関して多くの語彙をもつ言語では、私たちがカテゴライズしていない匂いに対して「こういう匂い」ということばをもっていて、しかもその分類が非常に正確になされているんですよね。

藤井　香りを言語化するトレーニングをしている人っていますよね。でも、味はあまり聞かない気がします。ちょっと前に、経産牛を肥育して食べる会があったんですね。20歳くらいの、とてもレアな牛です。それをすきやきにして食べたんですが、みんなが「ああ、この脂を僕らは言葉にできない」って話していて。おいしいとかおいしくないではなく、言語化できないと全員が言っていたんです。それがすごく不思議で。

今井　できる人たちもいると思いますけれどね。

藤井　そのすきやきに関しては、日本でいちばんお肉を食べているであろう〈人形町今半〉の副社長が言葉にならないと言ったんですよ。ジャンルの隙間があったことに驚きがあって、面白かったです。

#Q&A

——アフリカなどのリズムやダンスと、日本人の身体運動が根本的に違うように感じるのは、言語の違いによるところが大きいのでしょうか?

今井　直観的には、言語が違うからリズムが違うというよりも、リズム感が違うから言語が違うように感じます。ただ、言語とある現象の因果関係はたいてい一方向ではありません。お互いがお互いに影響しあって螺旋《らせん》状に関係していて、どちらが影響を与えているかはニワトリが先か卵が先かというような議論に近いです。

まあ、そもそもアフリカの言語がどういう特徴を持っていて、それが文化にどう規定されているのかは推測の域を出ないんじゃないかと思います。

もう少し考えやすい例としては、茶道とわび・さびの関係があります。茶道という文化が先に存在して、そこでわび・さびという特別なことばが生まれて使われるようになると、それがまた新しい認識を生む、ということです。アフリカの場合、どちらが先かがわかりませんよね。

――言葉でほめられたときの効果は、単にいい気分になることにとどまるのでしょうか？ それとも内臓など身体にもプラスの効果があるのでしょうか？

今井　これは難しい。普段こういうことを聞かれたことがないからよくわからないですね。

藤井　言霊《ことだま》のようなものは、今井さんから見てどういう意味がありますか？

今井　私にはあまり理解できない概念ですね。ただ、言葉によって気分がよくなったら、身体にも影響があるということはあると思います。精神の安定は体の状態に影響するので。

藤井　言葉だけでも生涯立ち直れないことって起きるじゃないですか。なぜ言葉は、僕らが生涯覚えているようなトラウマを与えるんですかね。

今井　言葉が感情、脳で言えば辺縁系に影響するんでしょうけれど。言葉をどういうふうに解釈するかというのは人の解釈によると思うんです。同じ言葉を受けても、生涯引きずるトラウマになる人もいれば、スルーできる人もいますよね。

藤井　生涯のなかでひとつやふたつは絶対に忘れないひどい言葉って、たぶんみんなにあると思うんですけど。

今井　あるとは思いますが。

藤井　例えば事故や戦争のトラウマとは、ちょっと違う種類のトラウマだと思いますけど。言語がかかわった外傷って、なかなか取れない。ほんとにどうでもいい言葉が生涯ずっとつきまとっている気がするんです。

今井　それって言葉のせいなのでしょうかね？

藤井　それが含んでいる意味や、相手の情動みたいなものとセットなのかもしれませんが。とはいえ、特定のワードひとつですべてが壊れることってありますよね。言葉みたいな離散的で、多義的なものが、なぜ人にこんなに深く刺さるのか不思議だなとは思います。

今井　それは言葉そのものの問題ではないような気がします。言葉を解釈する人間の側の要因のようにも思います。

——何もないという意味の「無」という言葉の解釈が、文化的な影響で意味が異なることはあるのでしょうか？

今井　詳しくはわかりませんが、無という概念がない言語があっても驚きはしません。

藤井　ゼロという言葉がなかった時代もありますものね。

今井　はい。ちなみに外国の人が日本のアニメをいろんな言葉に翻訳するときにすごく驚くのが、無音の状態を表す「シーン」っていう言葉なんですって。音がない状態を表すオノマトペ。あれは外国語に翻訳するのがとても難しいんだそうです。日本語は無音を音で表しちゃう。ちょっとそれを思い出しました。

――最後に、今井先生にとって現実とは何ですか？

今井　「今自分が現実と思っていること」かな。でも、私は物事が現実か現実じゃないか自信がないんです。何に対しても。

藤井　それは聞かれた時に自信がないんですか？　それとも常に自信がない？

今井　常にですね。もしかしたら、自分の記憶そのものに自信がないからかもしれません。先ほどお話ししたように、記憶はいろいろなことに影響されます。それを知っていると、自信がなくなるんですよね。たとえばちょっとした接触事故なんかを起こした時、私いつもひどい目に遭うんですけど、それは、相手は100パーセントの自信を持って「自分は悪くない」って言い張るんです。ストーリーを作れるんですよ。でも私は作れないんですよね。で、「私はぶつけてなかった気がする」としか言えなくて、けっこう負けちゃうことがあったりして、そういうところですごく不利だな、と思ったりはします（笑）。

藤井　お話が記憶から始まって今の話につながって、最後にすごく腹に落ちました。ありがとうございました。

振り返り：現実とは『今自分が現実と思っていること』

今井先生とお会いしたのは、暦本純一先生が定期的に行われているHuman Augmentationセミナーの第5回「認知の拡張」のスピーカーとしてだった。僕は大抵イベントに招待されたとき、あまり事前に他のスピーカーの方のバックグラウンドについて調べていくことをしない。一つには、あまり他のスピーカーの話に寄せてしまうと自分が面白くないからなのだけれど、実はそれは単なる言い訳で、事前に調べるのがめんどくさいからというのが正直なところであったりする。

なので、Human Augmentationセミナーでも、いつも通り今井先生のことはほとんど下調べもせずに会場に到着した。僕は「現実科学」についてのトークを準備していったが、そのころ現実について語れる人はほとんど知らなかったので、今井先生と僕の話が噛み合うという期待は全くしていなかった。

確かプレゼンの順番は今井先生が先だったように思うが、その話を聞き進めると、だんだんと僕の問題意識とガチッとはまる内容だということに気がついて本当に驚いた。その後自分のトークを行って、暦本先生を交えた三者のパネルディスカッションに移行して、３人とも今井先生と僕の話が暦本先生が想定していないレベルでガッチリ噛み合っていたのに驚いたという話をした。

そんな今井先生の講演をレクチャーシリーズでもお願いしたが、やはり言語と記憶という二つの大きな要素は「現実とは何か」という議論の一番のベースになるのだなと再確認した。

わたしたちが異なる現実を生きているという当たり前の話は、単純に見ている物理的な視点が異なっているというだけで明らかだ。見えているもの、聞いているものについての情報は、物理的な制限から他者と完全に同一ではありえないし、さらにそれを完全に共有することはできない。

とはいえ、近くにいる人同士では、見て、聞く内容に関してはさほどに違いはないと考えていいだろう。厳密な視聴覚の生データの形は異なったとしても時間はほぼ同期されているし、認知処理がある程度行われた後の抽象化された情報は、複数の人の間で共有されていると考えてもあながち間違いではない。目の前のリンゴは、それを見ている誰もがリンゴだと思うので、その実存を疑う必要はない。そのため、わたしたちは自分が知覚する現実を疑うことがない。

しかし、現実を知覚する一方で幻覚や幻聴などの幻を生み出すのもわたしたちの脳であり、自分ひとりのときには現実と幻覚を区別することはできない。誰かに自分の知覚情報の真正性を確認して、ある特定の知覚情報を自分一人だけが知覚していることが明らかになって初めて、その知覚情報が幻だと判断可能になる。しかし、確認のために参照する他者の知覚が必ずしも正しいとも限らないので、実際のところ知覚情報が現実かどうかは自分が何を信じるかということに帰着する。

わたしたちが何を信じるかという点については、今井先生の現実とは「自分が現実だと思っていること」という定義がうまく当てはまる。また信じるという言葉を言い換えると、疑うことがない態度と言っても良いかもしれない。なぜ言い換える必要があるかというと、信じるという行為は定常的な認知操作を伴うもので認知負荷が高く、逆にすべてを疑わないということは、認知操作を必要としないので、脳内リソースの使い方としては正反対だからである。つまり見て聞こえるものを疑わないことは脳にとって楽なのである。

現実を規定する要素としての言語について今井先生はお話しされた。わたしたちの意識は、外界の情報を生のまま処理することができない。なぜなら意識が扱える情報量は知覚の生データと比較して遥かに低いからである。低いということは一見ネガティブな印象を与えるかもしれないが、認知情報処理によって圧縮されることで抽象化されているということである。抽象的な情報はラベルを貼ることで簡単に置換が可能で、本来なら異なるモダリティに属する情報を扱う方法を汎化《はんか》することが可能である。

その抽象情報を扱う方法が言語である。言語はわたしたちの知覚情報を抽象化し、共有、運搬、記録を可能にした。本来なら脳の中で閉じて外に出ることのないはずの情報が言語によって外部環境の一部になり社会で共有される。本来であれば多様で複雑な情報がみっしりと詰まっている現実空間が、言語的に抽象化されることで、隙間だらけの主観的な離散空間に変換されている。

たとえば、今井先生の講演であったように、色についての言語表現は文化によって異なる。日本では七色とされる虹の色を何色で表現するかという文化的な違いによって、現実世界を抽象的に記述する際に全く異なるものが構成されることは明らかだろう。もし色に関する表現を全く持たない文化があったとしたら、その文化に属している人の世界は色を持たず、白黒の世界観で暮らすことになるのだろう。たとえ網膜が色を区別できたとしても、言語表現のバイアスによって、その人の世界の色は強いバイアスを受ける。そして、そのバイアスに気がつかないままに世界をありのままに見ていると勘違いしている。

一方、記憶というのもやっかいなものである。わたしたちは記憶によって、過去から未来に至るまでの時間軸をつないでいる。自己の主体は時間軸上で大きく変化することはなく、わたしは過去から今に至るまでわたしであり続ける。

しかし脳科学的には、記憶の仕組みは時間軸に沿って定常的に安定しているものではないとされている。記憶は、短期記憶から長期記憶に移行するとされるが、長期記憶に関しては、過去を思い出すたびにシナプス結合が強化され、再び強い記憶が形成される。記憶というものは、神経ネットワークの構造によって実現されていると考えられているが、想起のたびに強化されるということは、何か思い出すたびに新しいネットワーク構造が構築されるということになる。それはすなわち記憶の改変が毎回微妙に起きていることに他ならない。

わたしたちは、記憶というものは安定したものであり、微妙に細部を忘れたりするかもしれないけれども、本質的には古く固定されたものだと考えている。しかし、実はそうではない。記憶が、不確かで実に曖昧なものだというのはさまざまな認知課題で明らかにされている。ということは、連続して存在し続けているはずの「わたし」というものも、いまここにしか存在しないということになる。5秒前のわたしと、今のわたし、5秒後のわたしは厳密に言うと異なっている。しかし、わたしはわたしの中で連続したわたしのままなのである。

今井先生の、自分の記憶に自信が持てないから、誰かに強く言われるともしかしたらそうかもしれないと思ってしまうというのは、前記の視点で大変興味深い。今井先生の講演をもとに現実について考えると、考えれば考えるほど、わたしが現実だと考えていることは、誰とも共有できていない可能性が高いということにたどり着く。

そもそも現実をつくり上げる言語フレームが、それぞれが帰属する文化ごとに異なっている。フレームが異なっているのであれば、たとえ共通の現実というものが存在するとしても自分の脳の中に構築される現実が同じであるはずがない。青色を表現できない人と、青色に1万通りの表現がある人が美しい青空を語り合えるわけがないだろう。

さらに、記憶という一見強固なようでいて、実は非常に脆弱なシステムにわたしたちは依存している。もし何らかのテクノロジーを使うことによって、1年前のわたしの記憶と今のわたしの記憶が全く異なるものに置き換えられたとしても、それを自分で指摘することはできない。記憶には脳内に参照可能な絶対的なものがないからだ。その脆弱な記憶に依存したわたしの脳がつくり上げる現実というものが恒常性をもつことはできないことは自明だろう。

つまり、現実は時々刻々変化している。

わたしたちは現実に無頓着である。すべての人に共通の現実があることを疑わず、自分自身の現実も連続したものだと信じている。しかし、それは間違っている。みなさんの現実と僕の現実は全く異なっているし、どれだけ会話しても全く交わり合うことがないかもしれない。それは絶望を感じさせるかもしれないが、わたしたちの脳の構造上どうしようもないことである。

であるなら、それを認めた上で、現実と向き合えば良いのではないか。他者が自分と同じ現実に生きていることを前提とした世界より、他者が自分とは異なる現実に生きていることを前提とした世界のほうがゆたかである。なぜなら、現実を誰かと共有できたと思える瞬間は、たとえそれが勘違いであったとしてもとても貴重なものだから。それを楽しみ慈しむことができることが絶望的な現実の唯一の救いである。

現実科学は、全ての人が異なる現実を生きていて、その個別の現実も常に変化してとどまることがないことを前提とする。そのうえで、社会の仕組みを再構築、再定義する必要性を主張する。これまでは、再構築・再定義するために必要なテクノロジーが存在しなかったので、現実をすべての人に共通の定常的なものとして扱うしかなかった。

しかし、状況は変わった。わたしたちの環境に、メタバースを始めとする人工的なＶＲ環境や現実と地続きのＭＲ環境が実装されてきている。ブレイン・マシン・インターフェースを用いることで、脳との直接的なコミュニケーションが可能になる未来も見え始めている。脳との直接的なコミュニケーションとは無意識とのデジタルな非言語コミュニケーションであり、言語フレームに依存しないコミュニケーションである。環境そのものもデジタル技術で自由に操作が可能になるし、記憶も外部化することで確かな参照が可能になる。

わたしたちを閉じ込めていた脳と外部との境界が崩れようとしているのである。その新しい世界を如何に再構築するのか、今井先生の言語と記憶という側面からの考察と議論は非常に貴重なものであった。

第6章

「現実とは『現実をつくる』というプロセスを経ることによって到達する何か」

——加藤直人

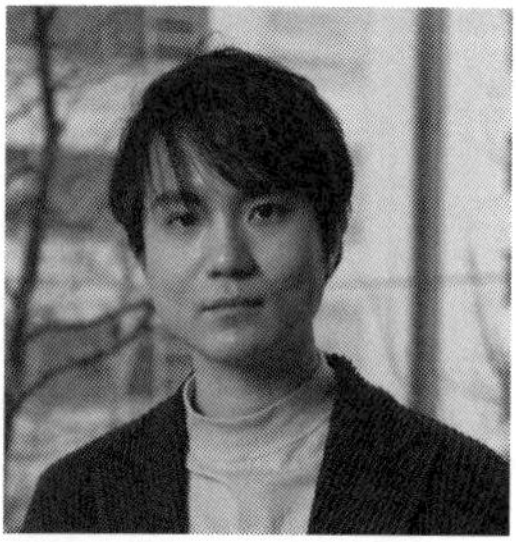

加藤直人（かとう　なおと）
クラスター株式会社代表取締役CEO。2015年にVR技術を駆使したスタートアップ「クラスター」を起業。2017年、大規模バーチャルイベントを開催することのできるVRプラットフォーム「cluster」を公開。現在はイベントだけでなく、好きなアバターで友達と集まったりオンラインゲームを投稿して遊ぶことのできるメタバースプラットフォームへ進化している。2018年「ForbesJAPAN」の「世界を変える30歳未満30人の日本人」に選出。著書に『メタバース さよならアトムの時代』（集英社）。

（2021年5月20日 開催）

＃レクチャー

現実をつくることができて初めて、現実を理解できる

私はもともと京都大学理学部で宇宙論と量子コンピュータを研究していました。宇宙が大好きだったので宇宙を学ぼうと思って入学したんですけれども、友達に誘われて量子コンピュータのゼミを掛け持ちしていたんですね。で、大学を卒業したあと量子コンピュータの道に進んだのはいいんですけれども、途中から引きこもり生活をしたんですね。途中で飽きちゃったという（笑）。それで、2015年くらいに会社を創業して、2017年にバーチャル上で多人数が集まったり遊んだりできる「cluster（クラスター）」というプラットフォームを公開しました。イベントもたくさんやっていて、「バーチャル渋谷」プロジェクトなんかは結構テレビで取り上げられたりしたのでご存じの方もいるかもしれません。このクラスターでは、ユーザー自身が「ワールド」と呼ばれるいろんな空間をつくって、そのなかで遊べるようになっているんですね。まさに「世界」ですが、それをつくっているクリエイターが日々活躍しています。

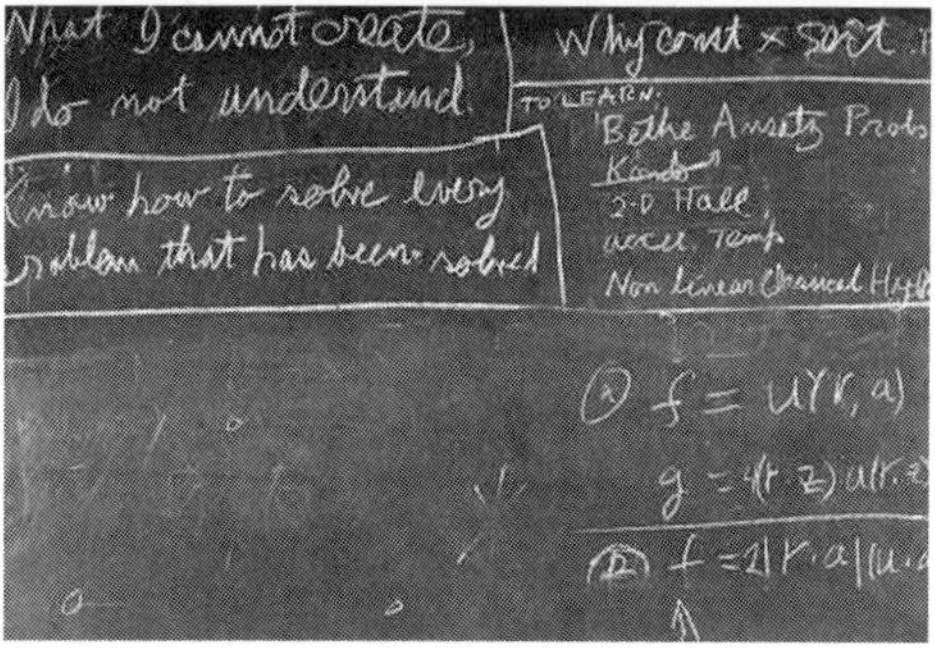

Courtesy of Caltech Archives and Special Collections.

さて、今日は「現実とは」というテーマなのですが、どういう切り口から行こうかなと悩んだんですよね（笑）。とりあえず僕は物理学を学んでいたので、まず尊敬している人を3人紹介したいと思います。一番尊敬しているのがエジソン、二人目がアインシュタイン、そして三人目がリチャード・P・ファインマン*大先生です。

上の画像はファインマン先生が亡くなったときの黒板の写真なんだそうで、その左上に書かれた一文が僕はとても好きなんですね。「What I cannot create, I do not understand」、自分がつくれないものは、自分が本当の意味で理解していないものだ、とファインマン先生はおっしゃっていた。まぁ逆に言うなら、理解できる、理解しているものはつくれる、計算できるということなんでしょうね。僕は「これは何？」と聞かれて理解できないものにあたったとき、この文章を思い出すんです。

現実もそうで、現実を「つくる」ことができて初めて、現実を理解できるんじゃないかと僕は考えました。じゃあ現実をつくるといったときに、想起されるのは何か。それはやはりＶＲ（バーチャル・リアリティ）なんじゃないかなと思いました。ＶＲで現実というものを、実質的なものとしてつくってみようと考えたんです。

クラスターで「現実」を意識した瞬間

そうしてクラスターをつくるなかで、現実を意識した瞬間が４つほどあります。一つ目は、「〇〇がそこに居た！」「実在した！」というユーザーの声を聞いたときです。そういう声が特に多かったのは、輝夜《カグヤ》月《ルナ》ちゃん＊＊というバーチャルＹｏｕＴｕｂｅｒのライブのときでした。月ちゃんに会えた、いたという実感があった、みたいなふうに言っている。でもバーチャルＹｏｕＴｕｂｅｒだし、「何言ってんだ」というような感じなんですけれども、そうい

＊リチャード・Ｐ・ファインマン……アメリカの理論物理学者。量子電磁力学におけるくりこみ理論の研究により１９６５年ノーベル物理学賞を受賞。『ご冗談でしょう、ファインマンさん』などの軽妙な文体の著書でも知られる。

＊＊輝夜月（かぐや　るな）……２０１７年にデビューしたバーチャルユーチューバー。ＹｏｕＴｕｂｅチャンネル登録者数は一時１００万人を突破。「破壊的かつユーモア溢れるトークとナチュラルボーンでチャーミングなキャラクターを武器に、凄まじい勢いで人気を集めている新世代のポップ・アイコン。」（公式サイトより）

う実感があったっていうのは、まあ確かに僕自身もそれを感じてましたし、こういう意見が出てきたっていうのはすごく面白いなっていうふうに感じたんですね。物理世界の音楽ライブでも、嵐がすごく好きな人がライブに行って、「あ、嵐の二宮君がそこにいた、嵐の二宮君が実在したんだ！」というような感覚をもつことがありますよね。それもまたリアリティ、現実なのかなと思います。

二つ目は、クラスターでアーカイブ機能をつくったときです（※現在は非公開）。クラスター内で自分が人に会ったりした時のことを、後から動画で客観的に見ることができる。これをリリースしたときは「タイムマシン機能だ！」っていうコメントが数多くありました。このアーカイブを再生したとき、何かすごく不思議な感覚があったんですよね。これは過去の自分だという感覚も強くありましたし、時間というレイヤーにメスを入れることができたという観点では、ちょっと思考がメタな方向にいったのかなとも思っています。自分自身に会うという体験を通して、この世界や存在についてメタな認識ができるようになった。これが物理世界における原子レベルの情報まですべてを保存して再生できるようになったらどうなんだろうと、思考実験を繰り返したりしていましたね。

三つ目は、とある声優さんがイベントの際に「バーチャル空間でスカートをはけることがすごく嬉しかった」とおっしゃっていたときです。その方はハラスメント防止の面から物理世界でのイベントではスカートをはかせてもらえないというんですね。ハラスメントのように人に危害が加わるものには現実を強く認識させられますし、そうしたものをVRで克服して自分を表現できるという点では「現実の不便さ」のようなところを感じさせられます。

最後は、物理空間とバーチャル空間での生活時間がひっくり返っている人がいることです。クラスターで過ごしたトータルの時間が3000時間を超えている、みたいな発言をなさっている方もいたりして、1000時間超えの人たちがごろごろしているんですね。1日のうち10時間以上を過ごしている方もいらっしゃって、おそらくそうした人たちにとってはバーチャル空間こそが現実になっているはずなんです。

面白いのは、僕自身も副アカとかでブラブラしてるんですけど、そうすると毎日のように「お帰り」って言い合いながら集まっている人たちがけっこういる。「お帰り」って、つまり物理空間からクラスターに「帰って」きている、現実空間が出かける場所みたいになっているっていうことですよね。こうなってくると、「現実」や「バーチャル」という言い方自体が正しいのかということも考えさせられます。

「現実への無力感」がVRへの憧れを形成した

こうして、クラスターを運営しながら、現実って何なんだろうなーということを考えているなかで浮かんできた大きな疑問が「結構人類みんなVRへの憧れ強くない？」ってことですね（笑）。クラスターというサービスを日本で展開するなかで問い合わせを企業からいただくときにも、「バーチャル空間でこういうことをしてみたいんです！」みたいに、その会社の担当者さんの熱量が僕ら以上にすごかったりして。

僕はVRへの憧れは普遍的なものじゃないかとすら思っています。ユヴァル・ノア・ハラリは『サピエンス全史』のなかで、人間が人間たるゆえんは虚構をシェアして共通認識としてもちあうことができることだと書いています。それによって人間は統率され、ほかの動物よりも優位に立てたと。

僕は「現実への無力感」がVRへの憧れを形成したのではないかと考えています。みなさんも感じたことがあると思いますが、「現実って疲れるな」「現実逃避したいな」みたいな、目の前にある現実への無力感がどこかしらある。この無力感が何に起因しているんだろうと考えると、物理法則への無力感というのが一つあると思うんです。

逆に、物理法則に打ち勝てるのであれば、相当に無力感みたいなものがなくなるよなというふうに考えるわけですね。たとえばお金がないとか、資本主義社会に対する無力感みたいなものも、突き詰めれば物理法則の一種なのかもしれないですし。そういう物理法則を、クラスターのようなバーチャル空間では無視することができます。

ただ、物理法則を完全に無視してしまうとわけがわからなくなっちゃうんですよね。これまでプラットフォームとしていろいろな演出を考えてきましたが、人を感動させたり惹きつけたりしたいときに、物理法則をある程度反映させた演出のほうが良かったりします。例えば、物体が突然ポンと出てくると全然感動がないんですけど、どこからかフワフワと集まってくるようなエフェクトだったりすると感動に結びつくんですよね。結局、感動や無力感などといった人の心を動かすものは、物理法則につながっているのかなと感じます。

シミュレーションができれば物事を理解したと言っていい

じゃあ現実をつくるには物理現象を物理学的に完全に理解する必要があるのか。物理学的な理解というと、例えば物事を定式化できるかうんぬんかんぬんみたいなことが挙げられますが、僕はシミュレーションができれば物事を理解したと言っていいのではないかと考えています。

このシミュレーションは二つの要素でできています。ひとつは計算ができるか。もうひとつは操作できるかです。「現実」で言えば、自然を計算して操作できるようになれば現実がわかるんじゃないか。それって物理学を極めることに等しいんじゃないかと考えています。

ここでまたファインマン大先生が登場するのですが、彼は「自然をシミュレーションしたければ、量子力学の原理でコンピュータをつくらなければならない」と言っているんですね、これが実は、量子コンピュータの始まりになっています。

量子コンピュータは最近とても流行っていて、日本にも上場企業が出てきています。僕も大学院まで量子コンピュータを研究していたのですが、現状として自然をシミュレートするには遠いな、という感想を抱いております。しかも、それを宇宙規模でできないと現実とは何かという問いに肉薄することはできないだろうと。

ここで、最近の宇宙の研究について考えてみましょう。２０１７年に、レイナー・ワイスさんとバリー・バリッシュさん、キップ・ソーンさんという研究者３人が重力波*の観測でノーベル物理学賞を受賞しました。実はそれまで、非常にマクロに見ると、宇宙の物理学は１００年くらい止まっていたんです。エドウィン・ハッブルが遠方の銀河ほど赤方偏移**が大きいことを発見し、宇宙が膨張しているという説を唱えたのが１９２０年代で、そのあとビッグバン理論というものも出てきましたが、それ以来ほとんど進んでいなかったんですよね。その理由として大きいのは、宇宙の観測の方法として、われわれは赤方偏移の観測にも使われる電磁波という「目」しかもっていなかったということです。

その後重力波を観測できるようになったことで、ようやく「目」が二つになりました。観測したものを実験に使うというレベルまでには到達していませんが、物事を複数の次元をもってより立体的に見られるようになったというのが最近の物理学の進捗です。ただ、こうしたことを考えても、まだまだ自然をシミュレーションできるようになるまでには遠いなぁと、大学院時代の僕は感じていたんです。その無力感みたいなものもあって、僕は3年間の引きこもり生活に突入したわけですね（笑）。

この引きこもり期間にも現実に関して一つ意識したことがありました。それは、引きこもっていると、確実に現実感が薄れてくるということ。当時の僕は1年間で会う人も10人を切っているような状態で、その10人もコンビニの店員とか、そんなレベル感ですね。けっこうガチで引きこもっていたので。その間ゲームをやったり小説を読んだりしていて、僕にとってはその小説やオンラインゲームの中が現実だったりしたんですけど、でもなんだかだんだんと現実が失われていく感覚が確かにあったんです。「その現実感ってなんなん？」みたいなことを考えたりもしたのですが、今日まで言語化するのは無理でしたね。

ただ、その後クラスターを創業していろいろな人と話してつながるようになって、現実感

＊重力波……アインシュタインが一般相対性理論に基づき提唱した概念。質量のある物体が存在することによる時空の歪みが波となって伝わるもの。２０１５年アメリカにある巨大観測装置ＬＩＧＯで初観測された。

＊＊赤方偏移……遠ざかる天体から来る電磁波の波長が、ドップラー効果で長くなり、可視光であれば赤い方にずれる現象。

を取り戻していったんです。社会性が現実を規定するのかどうかや、他者がいないと現実感がなくなるのかはわからないんですが、そうしたことを実験するためにVR空間も存在しているのではないかとも思っています。

人類の創造性を加速させるもの

最後に、ものをつくるということについてお話ししたいなと思っています。最初に「現実をつくることは現実を理解すること」という話をしましたが、では人類史において最も「つくる」という行為を加速したものはなんでしょう？　この話をクラスターのデザイナーとしたとき、「それは紙なのではないか」という回答が出てきたんです。面白いですよね。紙は何かを書くこともできますし、折ったり破ったり投げたりもできます。そういう意味で、明らかに人類の創造性を加速させたと言えるでしょう。

では紙の次は何か？　パッと浮かぶのはタブレット端末ですが、こちらは破れないし折れないし、紙ほどのインパクトをもってつくる力を増強したかというと、そんなことはないんじゃないかと。そういう観点で考えると、バーチャル空間は紙の次たり得ると思っています。二次元の紙に対する三次元のバーチャル空間が、つくる力をどんどん増強していくのではないか。それによって現実空間をつくることができて、現実とは何かに肉薄できるのではないか。そんなふうに考えられるとエモいなと思っています。

クラスターでは「3D空間をつくる」というエコシステムをつくっていますが、このエコシステム自体が「現実とは何か」という真理に到達するための鍵になるかもしれませんし、「つくるためのエコシステムをつくる」という入れ子状態の行為自体が、現実とは何かにたどり着くためのプロセスなのかもしれません。

今回、現実とは何かというお題をいただいて最初に思いついたのが、森博嗣先生の『すべてがFになる』という小説でした。VRやAIが出てくる小説で面白いのですが、このなかで「現実って何でしょう?」という問いに対して「現実とは何か、と考える瞬間にだけ、人間の思考に現れる幻想だ」というおしゃれなことを言っているんですね。おしゃれだけれど、ちょっと逃げでもありますね。今回、僕は現実とは何かを考えさせられたので、とてもいい機会だなと思いました。ということで、最初に思いついたこの本でお茶を濁して終わりたいと思います(笑)。

現実の「気前の良さ」

藤井 ありがとうございます。加藤さんみたいに実際にプラットフォームをつくる側の立場からすると、ユーザーから見えるものとは全然違うものが見えてくるんだなと思って、すごくおもしろいなと思いました。

加藤 ありがとうございます。

藤井 一方で、僕は最近なんか、デジタルから離れるわけではないけれど、デジタルじゃないところに立って、そこからもう一回見直そうみたいな気分なので、やっぱり「自然」って強いなって思うんですよね。

加藤 その通りですね（笑）。情報量もすごいですし、自然をどうやってシミュレートするんだ、みたいなところで絶望感がありますね。

藤井 僕は普段は森と海しか見えないような場所に引きこもっているんですが、この前、六本木ヒルズの52階に行く機会があったんです。そこから周りを見ると、360度見渡す限りに人工物が続いていて、まるで映画じゃないかなと思ったんですね。「インセプション」にこんな場面があったなと。

加藤　「インセプション」は社内でもよく例に出すんですけれども、作中でだーっと世界が折り畳まれるみたいな演出があったりしますよね。あれができるのは、オペレーショナル《操作できる》でカリキュラブル《計算できる》な世界ですよね。ああいう世界が一人ひとりの人間に与えられるような時代に、人類は近づいていくんだろうと思います。より神に近づいていくことになる。

藤井　一方でそういう世界はおそらく膨大な計算量を必要とするから、現実のこの過多っぷり、気前の良さってなんなのって思っちゃいますけれどね。

加藤　現実はよくできていますよね。本当によくできていて、計算量みたいなのはどうなっているんだろうと。それこそ、現実をそのまま完全に模倣する、計算しきるみたいなことができるのか……みたいなことを考えてしまいますね。

人類がつながった世界の「ゆたかさ」とは

加藤　あるいは、現実世界をつくるという話になったときに、自然界を完全にシミュレートするよりも、人間本位で行こうというアプローチもあるかもしれませんね。脳の内部にこそ世界が存在するんじゃないか、というようなアプローチ。でももし脳の機能だったり、意識の機能において量子の効果がとても重要なのだとしたら、先ほどお話しした量子コンピュータが完成しないかぎりは、脳の意識をアップロードしたりとか、意識をアーカイブすることはできませんね。

藤井　そういう点については、僕らが研究しているＢＭＩだって、まだ脳機能に関する根本的な原理をまったくわかっていないですからね。

加藤　ＢＭＩの話でいうと、僕は内閣府が主導するムーンショット型研究開発事業のお手伝いをしていまして、その目標のひとつに「人類の調和を目指していこう」というのがあるんですね。そういう、伊藤計劃の『ハーモニー』*のような世界を目指していこうとなったとき、人類がわかりあうためには、ＢＭＩを使って脳の高次な情報を収集してコミュニケーションをしないと無理なんじゃないかというような話をしていますね。クラスターも人類にとってより高次な存在になるためには、ＢＭＩが不可欠だと思っています。

ただその『ハーモニー』みたいなプロジェクトでの議論の中でもやっぱりあるのが、人類が完全に一体化して調和がとれる、みたいなことって本当にできるのかと。コミュニティっていうのは円であって、境界線が定義されて初めてまとまるんじゃないか、敵がいないとまとまらないんじゃないかみたいな。70億人、80億人全部がひっくるめられた存在っていうのはどういう生命体なんだろうね、みたいな話があってですね。そういう観点で言うと、何個か有限個のコミュニティがいい感じにつばぜりあいしている状態みたいなのがもしかしたら究極体なのかも、みたいなことはディスカッションしてましたね。

藤井　僕がこのレクチャーでいつも思うのは、「ゆたかさって何だろう」ってことなんです。もちろんゆたかさの定義は人によって違うけれども、テクノロジーは人がゆたかさを目指すのをお手伝いするものだと思うので。そのゆたかさという意味では、コミュニティが分かれていようが分断されていようが、みんながゆたかに暮らしていればそれでいい。

ただし、最大の問題はリソースが限られているっていうことなんですよね。リソースが無限にあったら、おそらくみんな何だって好きなことができる。でも、限られたリソースでいかにすべての人がゆたかに暮らせるような世界をどうつくるかっていうことが、僕らがたぶん考えないといけないことで、それが現実を定義するっていうことなんだと思ってます。

全人類が使うバーチャルプラットフォームに必要な「入れ子構造」

加藤　思考実験として、全人類が使っているバーチャルプラットフォームみたいなのが存在

＊『ハーモニー』……伊藤計劃が2008年に発表した、見せかけの優しさと倫理が支配する「ユートピア」を舞台とするSF小説。日本SF大賞、星雲賞（日本長編部門）を受賞。

すると考えたときに、まず単純に、絶対にゾーニングが必要だなと思ったんですね。手を取り合えない宗教を分けるみたいなゾーニングは必要。で、さらにそれが発展していくときには、結構深いレイヤーにいろんなものを内包していって、プラットフォーム・オン・プラットフォーム・オン・プラットフォームくらいの構造をしていない限り、サステナブルにならないんじゃないかと考えています。どこまでいっても単一のプラットフォーム、しかも単一の業者がやっている、みたいなものの中に全人類が内包されて恒常的に発展するみたいなものは不可能なんじゃないかと。どうしても、何か一つの方向を目指すことによって、周辺や外側へのしわ寄せも発生したりして、多様性が失われる。

藤井　人と人がまとまったりコミュニケーションしたりするときの障害ということで思い出したのが、ちょっと前に見た〈ハイネケン〉のコマーシャル動画です。レイシストとか男女差別をする人とか、価値観が全く違う人たちがそうとは知らずに紹介されて、「お前いいやつだな」なんて言ってたんだけど、その後にお互いの思想がわかるトラブルのもとみたいな動画を見せる。でも結局はビールを飲んで「まぁいいか」となって仲良くなるんです。

加藤　調和には経路依存性があるかもしれませんね。情報を出していくときの経路依存性みたいなものが。

藤井　そうそう。だから、ＶＲも含めたオンラインのコミュニケーションでは、トラブルのもとみたいなのを事前に摘んであげる、あるいは、見えなくさせるということをシステム側がやってあげると、「混ぜるな危険」なふたりも実は仲良くできるかもしれない。完全に分離されたふたりなんだけど、主観的には一緒に並んで走っている……みたいなことができるといいんだけどね。

加藤　僕はクラスターを運営する中で、藤井太洋さんの『Gene Mapper』*というSF小説をよく例に出すんです。AR技術が発達した世界が舞台なんですけど、そのなかで「ビヘイヴィア」という技術が普及しているんですね。これは、例えば自分が実際には怒っていたり悪い態度をとっていても、ビジネス上では相手にきっちりした印象を与えられたりする技術です。そういう技術が、より人類がわかりあったり、リソースを最適化したりするためには重要なのだろうということは結構考えています。

死からの解放という「ベーシックインカム」

加藤　あとクラスターでBMIをやっていくとなったときに、一番僕が興味を持っているの

＊『Gene Mapper』……2012年、当時会社員だった藤井太洋が電子書籍を個人出版しベストセラーとなったSFサスペンス小説。拡張現実技術が広く社会に浸透した近未来の世界を舞台に、遺伝子デザイナーの主人公が国際的な陰謀に挑む。

は不老不死なんですけど（笑）。つまり肉体を捨てるということです。肉体の運動だけじゃなくて、考えているイメージだったりとか、まあそのへんを保存しておきたいし、それを使って、なにかしらクリエイティブな活動ができるみたいなことができたらいいなと考えますね。僕は死にたくないです。

藤井　加藤さんの死にたくないというのは、どういう意味の死にたくないなんだろう。

加藤　言うなれば、「もったいない」と思ってるんですよね。

藤井　寿命が短すぎるってこと？

加藤　そうですね。せっかく意識、自分自身を匿《かくま》おうと認識しているこの意識みたいなものが、いまここに存在しているのに、これがなくなってしまうことに対するもったいなさとしか言いようがない。

　先ほど藤井先生が、科学の積み重ねが人類にとってのベースの幸福度を上げるものであるといったお話をされていましたが、僕も科学技術ってベーシックインカムみたいなものだと思っています。僕はいくらお金を積まれても、絶対１００年前には戻りたくない。肉体を捨てられるようになったり、死から解き放たれたりといったことが、やがて全人類にとってひとつのベーシックインカムみたいなものになるのかなと思っています。

藤井　死にたくない人には定期的に会うけど、もったいないから死にたくない、という人に会ったのは初めてかもしれない。

加藤　怖さとかそんなものではないですよね。もったいない。

藤井　最後に、現実とは何かというのを一言でお願いします。

加藤　難しいな……。でももう一度これを言いましょう。現実とは「現実をつくる」というプロセスを経ることによって到達する何かなんだと思います。これでいいのかな（笑）。難しいですね。

藤井　いいね。やっぱりつくっている人ですね。

加藤　たしかにエンジニアリング的な観点ですね。

振り返り：現実とは『現実をつくる』というプロセスを経ることによって到達する何か

加藤さんとのつながりは、僕がVRコンソーシアムをつくってVR Creative Awardを募集し始めたときに応募してくれませんかと声をかけたのが最初だったと思う。その時クラスターはまだ開発中でアワードに出せるタイミングではないからということで応募はしてもらえなかったのだけれど、その後グングンと開発が進んでサービスを開始し、今や国内最大のメタバースプラットフォームになっていて事業としても大成功を収めている。クラスターは一般の人が想像するメタバースの要素や機能をすべて含んでいて、しかもその機能を一般向けには無償で提供している。当初はＵｎｉｔｙ*などを使えないとワールドをつくることができなかったが、現在ではクラスター内でワールドをつくることができるツールが提供されており、誰もがメタバースをつくって利用することができるようになっている。

同様のワールド作成機能を持つ一般利用可能なメタバースは、古いところだとセカンドライフくらいから一般の人が触れられるようになり、ＶＲＣｈａｔの出現で多くのユーザーが日常的に利用するようになった。時期を同じくしてＯｃｕｌｕｓが出現し、没入感の高いへッドマウントディスプレイ（ＨＭＤ）やトラッキングツールの進化により、メタバース内で視覚・聴覚にプラスして身体表現も自由になり、ＶＴｕｂｅｒのようなこれまでにない身体性を伴った新しいＣＧ表現のスタイルが生まれた。

加藤さんの講演のなかでも触れられていたようにＨＭＤをかぶって、数千時間をメタバース内部で過ごしている人々も現れた。彼らにとっては現実とメタバースの関係性が逆転しているらしい。戻るべき場所が現実ではなくメタバースになっている、メタバースネイティブとでも呼べる人々が存在しているわけだ。

当然ながらメタバース非ネイティブな人からすると、その世界観は異様ではある。ただ、そんな異様な感じは時間が経てば消え去っていくのは間違いない。そうなると、どちらで過ごすかは各自が自由に決められるようになる。コロナ後にリモートワークが当たり前になったように、メタバースワークは普通のことになるだろう。

＊Ｕｎｉｔｙ……ユニティ・テクノロジーズ社が開発したゲーム開発プラットフォーム。プログラミングの特別な知識がなくても使える手軽さと、パソコン・スマホ・家庭用ゲーム機などマルチプラットフォームで使える便利さから、コンピュータゲームをはじめさまざまなソフトウェアの開発に世界中で使われている。

加藤さんが最初に引用したファインマンの「What I cannot create, I do not understand」(自分がつくれないものは、自分が本当の意味で理解していないものだ)という言葉はその通りだと思うが、これを言い換えると、物理的な現実の世界、完全な世界の究極の性質というものを突き詰めようとする場合、数学的な論証によって構築される物理的な基底現実があるという立場となるだろう。そのように定義される現実世界は強固であり、予測可能かつ操作可能である。

しかし、そんな基底現実の予測可能性とは独立して、わたしたちが暮らしている現実は、予測不可能だし、すべてを数学的に記述、予測できるとは思えない。それはヒトというやっかいで矛盾に溢れた生き物が作る世界だからだ。

ファインマンは、哲学のような言語的にあいまいなものではなく、現実の物体の振る舞いを研究対象としていて、ヒトがどのように現実を認知して、どのように振る舞うのかを対象と見ていない。一方、現実科学は基底現実を所与のものとして、その上に人がつくり上げる新しい現実を対象としている。

数学と哲学というファインマンの時代にはつながらなかった二つの領域が、現実科学という形で認知神経科学と情報科学の進化によって融合しはじめている。その研究プラットフォームの一つがメタバース空間のような新しいワークスペースなのだと考えると良いのだろう。

そこでは、輝夜月は実在するし、その実在は数学的にソフトウェアによって制御されている。しかし、その実在をつくっているのはわたしたちの脳であり、基底現実の実在と異なり万人に共通の実在ではない。輝夜月のライブをＨＭＤを通して、体験したヒトの中にだけつくりあげられる実存は、古典的な実存とは異なっているが、本や映画から登場人物の実存を脳内につくりあげるのと変わりはない。きっかけがテキストなのか視聴覚情報なのかという程度の違いしかない。


メタバース登場以前は、基底現実∨脳∨現実（主観）というシンプルな構造であったために、基底現実を操作する限界と主観現実の関係性がリニアだった。そこでは、物理的な世界が圧倒的な強さを持っているので、力が正義になりやすい。これが加藤さんが言うところの「現実への無力感」になっているのだろう。物理世界である基底現実を自在に操作することは僕たちにはまだできないから。

一方、メタバースでは、基底現実∨人工現実∨脳∨主観現実という入れ子構造をつくることができるので、人工現実の階層に介入することで基底現実から脳を少しだけ切り離すこととができるようになった。依然身体という自分の主体を閉じ込めている物理的な存在が基底現実に存在するとはいえ、主観的には人工現実のなかに自己の主体を移すことは可能である。

その人工現実の中に経済的なエコシステムをつくってしまえば、その空間を経済的基盤として生活することが可能になる。

それをシミュレーション空間だと言えば、その通りかもしれないし、その空間をつくることで現実を理解するというのは手法としては理解できる。物理法則をその中で適度に再現することで、僕たちの脳が持っている認知バイアス（たとえば重力は常に地面方向に働くというような）にフィットする心地良さをつくれるだろう。その空間で、わたしたちの行動を制限する基底現実における社会条件をリセットしてやればさらに心地良いだろう。

しかし、生まれてから現在まで数十年かけて構築された個人の履歴は、それぞれの基底現実の一部であり脳と切り離すことができない。つまり、基底現実というのは、数学で記述可能な単なる物理世界のことではない。脳内の記憶・履歴情報と絡まりあった主観現実と連続したものなのである。

それゆえに、人工現実というものの面白さと価値の本質は、基底現実から切り離されたところにはないと僕は思っている。既存のＶＲにはあまり興味を持てなかった僕が、社会的脳機能研究からＳＲ開発を経て会社を始めるところまで来てしまったのはそういうわけなのだ。

SRを初めて体験した時は、目の前に開いた現実の裂け目を目の当たりにしてゾッとしたし、本当に困惑以外の言葉がなかった。

SRでは、主観的には目の前のものが本当に存在するのかしないのかを区別することがほとんどできない。２０１０年前後の技術ですらそうなので、今本気でSR的なことをやろうと思えば、もっと区別がつかないものを作れるだろう。今どきのビデオパススルーのＨＭＤは当時と比べて解像度も高いし、トラッキングの精度も高い。さらにSRで使っていた３６０度動画でなくＡＩでインタラクティブに対応できるボリューメトリックの自由視点３Ｄ動画を加えるなら、基底現実と人工現実に登場するヒトやオブジェクトの実存を区別することはできないだろう。

いまここからの地続きの人工現実というものの中にこそヒトの未来はあると僕は個人的に思っている。一般のメタバースは、いまここではないどこかに突然放り込まれる。基底現実と断絶したそれによって、わたしたちは二つの世界を行き来することが必要になり、両方の世界で自己を維持するにはスイッチングコストとメインテナンスコストがかかる。ゆえにどちらかを選択することになり、テクノロジーがヒトとヒトを分断してしまう。そんな分断を助長するようなテクノロジーに、僕は自分たちの未来を賭けてみたいとは思わない。テクノロジーは人と人をよりよくつなげるために使われるべきだと思うから。

地続きの人工現実が実現されると、基底現実と人工現実が統合されて区別がつかなくなった「新しい現実」と呼ぶべきものが現れる。現実科学が対象と考えているのは、この新しい現実である。

なぜ新しい現実を考えることが重要なのかというと、安価で無尽蔵に供給可能なデジタルアセットを現実空間のリソースとして利用できるからだ。基底現実には、無限に供給可能なリソースは太陽光以外にほとんど存在しない。土地も鉱物も供給に限界がある。その有限のアセットを奪い合うことが、意識することも難しい合理性を欠いた認知バイアスとして脳内に存在し、わたしたちの不合理な行動原理に深く結びついている。新しい現実に対してうまく対応することで、これまでの認知バイアスから脳を自由にすることは可能だ。

現実科学が問い続けている「現実とは何か」という問いは、新しいヒトとゆたかな社会をつくるという意味において、これまでの「ヒトとは何か」を超える大きな問いなのである。ハコスコという会社を２０１４年に創業したときから「現実を科学しゆたかにする」ことを目指してきた僕にとっては当然のことなのであるが。

第7章

「現実とは、普段のルーティンな自己がちょっとずれた時に押し寄せてくる、すごい力」

——安田 登

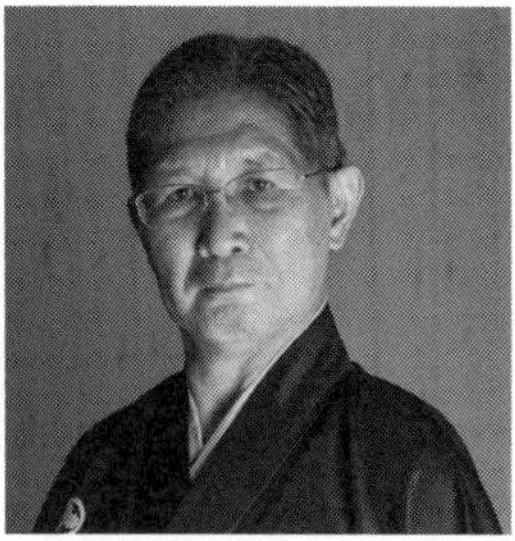

安田 登（やすだ　のぼる）
下掛宝生流ワキ方能楽師。高校教師時代に能と出会い、27歳で鏑木岑男師に弟子入り。能楽師のワキ方として国内外を問わず活躍し、能のメソッドを使った作品の創作、演出、出演などを行うかたわら、『論語』などを学ぶ寺子屋「遊学塾」を全国各地で開催。著書に『能』（新潮新書）、『あわいの力』（ミシマ社）、『見えないものを探す旅』（亜紀書房）など。

（2021年6月21日 開催）

#パフォーマンス

安田　私は能楽師をしているのですが、今日はトークの前に能ではなく、夏目漱石の『夢十夜』を演じてみたいと思います。この作品が書かれたのは今から百年とちょっと前で、アインシュタインが特殊相対性理論を発表し、フロイトが夢について語りだしたのとほぼ同じ時期です。そんな時代に、夏目漱石は『夢十夜』を書きました。

本日は「現実科学ラボ」なので、まずは「現実」とは何かを考えるために、この作品を選びました。『夢十夜』では、タイトルの通り十日間の夢が語られているのですが、ここでは三夜目の夢を取り上げます。六歳になる子供をおぶっていて、その子の目がつぶれている。でもなぜかこの子には未来がわかってしまう。そんな夢を、語ってみたいと思います。

（※——まずはトークに先立ち、安田登氏による「夢十夜」第三夜の実演が、静岡県熱海市にある「ホテルニューアカオ」のボールルームを舞台に披露された。時刻は夜7時過ぎ。照明の明るさをウェブ配信に耐えられるぎりぎりまで落とした環境下でのパフォ

ーマンスとなった）

#トーク

身体感覚とリアリティ

藤井　「現実とは何か」というお題に対して第三夜が選ばれたわけは、何となくはわかる気がするんですが、言葉にするとどういうことなんですか？

安田　この作品では、この子供が未来を予言しているんですよね。というよりも、彼は未来を思い出している。そして彼は百年前の記憶も内在しています。この二つの時間が交差している作品だということ。

そして、これが3種類のリアリティを舞台にしていると思うからです。新型コロナの影響で能の舞台がかなり減ったんですね。そのとき、リアリズムとは何かを考えるようになりました。本当に対面の舞台でなきゃダメなのか、と考えたときに、私は3つのリアリティを舞台にしていることに気づいたわけです。

一つは、身体感覚の拡張としてのリアリティです。本当はこの舞台は、暗闇で見ていただきたい。本来人間は感覚器官を使わないほうが「みえる」。例えば、半分寝ているときにテレビからなにか音が流れてくると、テレビで流れているのとはまったく違う映像が目の前に映ることがあると思うんです。「夢十夜」を暗闇の中で語ることで、そういう何かがみえるパフォーマンスをしたいと、かねがね思っていたんです。

藤井　見えているんだけど見えてなくて、（物語は）ありえない話なんだけど（演じる）安田さんはそこにいる。そういうギャップが生まれるわけですね。

安田　そうです。暗闇の中でみると、本当に山が見えたりとか、田んぼが見えてきたりします。感覚機能を使わない方が、実は人はリアリティを感じられるかもしれないです。

藤原定家*の作品に「梅の花、にほひをうつす袖の上に軒もる月の影ぞあらそふ」という短歌があります。梅の花が、袖の上に匂いを移す。そうすると、軒端《のきば》から月の光が漏れてきて袖の上で香りと光が争っているっていうんです。共感覚ですね。この感覚をつくりたいんですよね。

＊藤原定家……鎌倉時代初期の歌人で『新古今和歌集』の撰者の一人。技巧を凝らした唯美主義的・夢幻的作風が特徴。克明に記した日記『明月記』を残したことでも知られる。

藤井　それ、どうやったらいいんですかね。

安田　定家は普段からそれを考えていたようなのです。彼の日記を読むと、いつも体の調子が悪い。胃が痛いとか。それがすごく重要じゃないかと。

藤井　身体と会話をしなきゃいけないということですね。

安田　元気じゃいけないんです。

藤井　元気じゃない（笑）。健康な人じゃだめなんだね。

安田　リアリティの二つめは、能の型と内的リアリティです。例えば能役者が舞台に立った時に、能役者の身体感覚はその場にとどまっているわけではなく、ほぼ舞台の先まであるんですよ。皮膚の外に出た感覚っていうのか。

能をご覧になると、よく寝ちゃう人がいるんですよね。特に舞の部分で。何もないので。でも、舞を習ったことのある人は寝ないんですよ。なぜかというと、舞台で舞っている人の視点を、自分でも感じるからです。そうすると、舞台の舞い手と自分の内的な身体感覚が一致するんですね。

「アイデア」の対置語は「リアリティ」

安田　三つめですが、仏教哲学者の鈴木大拙*が、アイデア、つまり観念の対置語としてリアリティを挙げているんです。彼は、近頃の文化人は「観念」には優れているが、「リアリティ」から遠ざかっていると。彼は昔のエピソードとして、龍を描く画家の話をします。その画家は龍の画をもっとうまく描くために本物の龍を見たいと思っていた。本物の龍も、画家が描く龍が素晴らしいので「じゃあ会いに行ってやろうか」と。で、龍が来たら画家は逃げてしまった。本物の龍が来ると、怖くて逃げてしまうんです。

藤井　いつも龍を描いているのに。

安田　はい。アイデア（観念）レベルであれば人は何でも言える。けれどもリアリティとして、それが出現すると逃げてしまう。

私は「耳なし芳一」をよく上演しています。耳なし芳一は、耳だけにお経が書かれないでしょう。芳一と和尚さんは男色関係にたぶんあるんです。その和尚さんは「耳は自分の従者に書かせた」と言うんですね。彼は大切なところにしかお経を書いていない。だから、性器には彼自身がお経を書いてると思うんです。ところが、聞いている人はそんなことを誰も想像しないし、仮にこれを上演するときに性器を出してお経を書いたら「ええっ」と思われる。実はそこが最も大事なところなんです。耳

＊鈴木大拙……仏教学者・思想家。東洋思想、特に禅の思想を広く海外に紹介した。著書に『日本的霊性』など。

なし芳一のそのリアリティを、人は避けようとする。実はストリップダンサーの清水くるみさんという方がいらっしゃって、その方が全裸になって身体じゅうに般若心経を書く「耳なし芳一」をやっています。

藤井　そういうパフォーマンスですか？

安田　パフォーマンスですね。その方と本当は共演する予定だったんです。その時にはお客さんにはパフォーマンスを見ながらご飯を食べてもらう予定でした。

感覚器官をあらわす動詞として「みる」と「きく」がありますね。「きく」は「listen」の「聴く」がありますが、香りを「聞く」もあります。「みる」は視覚的な「見る」もありますが、味を「みる」もあります。この「香りを聞く」と「味をみる」は両方とも、粘膜につながっていますよね。粘膜は本来人間が皮膚によって覆い隠しているものです。その粘膜に直接つながる「香りを聞く」「味をみる」という行為をしながら、ストリップダンサーに踊ってもらいながら「耳なし芳一」をやってみるというパフォーマンスをする予定でした。コロナでできなかったのですが。

藤井　そのときのリアリティは、どこにあるんですかね。演じている人と食べているお客さんと、みんな違うものを体験するんですよね。体験イコール現実だから、それぞれ異なる体験＝現実をつくってもらうための刺激なんですか？

安田　そうです。しかも、普段は皮膚で防いでいるものを粘膜まで届ける。

藤井　そのときの、安田さんはどこにいるんですか。

安田　僕は演者として語りをしています。

藤井　語りとして情報を与えると。

安田　そうです。しかも、先ほどの夢十夜でもそうですが、普段の声と違う「圧」のある声だとリアリティが生まれてきます。

藤井　でも、安田さんのあの声って、僕らの日常にはありませんよね。なぜないんですかね？　たとえば下手に恫喝《どうかつ》するよりも、安田さんが「ン……ムッ」って言ったら「ごめんなさい」ってなるじゃないですか（笑）。なぜ人はあの声を使わなくなったんでしょうね。

安田　アイデアとリアリティの関係もあるかもしれないですよね。日常的にあんなにリアリティがあふれているとやっぱりちょっと、危険ですね。

藤井　あ、危険なんですかね。やっぱり危険を避けるとか、そっちにシフトしていく圧力が、社会にはあるっていうことなんですかね。

安田　そうでしょうね。

日食は「聴く」ものだった

藤井　先ほどの感覚器官の話もそうですが、音の可能性ってまだたくさんあるなと思っているんです。やっぱり視覚って見逃すし、見るときに注意を払わないと気づけないものもある。だけど音の場合は、確かに注意は払うけれども、とりあえず入ってくるじゃないですか。そこの違いってすごく大きいなと思っています。言語も、基本的には音声ベースでやりとりされていますよね。

安田　今日、大学の授業で月食についての甲骨文*を読みました。そこに「聴」という字が書いてあるんです。当時の月食は観るものではなくて、聴くものだったんだって。月食や日食は、昔は聖なるものなので見ちゃいけない。だから、聴くんですよね。もはや今の私たちは月食を聴く聴覚をなくしてしまったのかもしれないんですけれども、紀元前１３００年の時代は聴くものだったりするんですね。

藤井　どういう感覚なんだろう。

安田　日食に関しては「聴く」という体験をしたことがあります。１９９１年にハワイ島に行ったときに（皆既）日食が起きたんですね。ちょうど僕たちがいた場所は曇っていたので日食自体は見えなかったんですが、日食が始まる直前の時間になると鳥たちが突然、鳴き出したんです。そのうち鳥の声がぴたっと止まって、静謐が訪れた。それが日食が始まった時間だったんです。その前年にハワイ島が噴火していたので、山の稜線だけが真っ赤になっていて、波の音だけが低く響いていた。やがて鳥が再び鳴き出したら、ちょうど日食が終わった時間だった。

鳥たちは日食を感じ、人はその鳴き声を聴くことによって直接見なくとも日食や月食が来たことがわかったのです。藤井さんがおっしゃるように、僕らは聴覚に対してもう少し気を配った方がいいかもしれないですよね。

藤井　やっぱり音ってすごいなと、この1、2年ずっと思っています。視覚ってすぐ飽きるじゃないですか。見てわかったような気がするから、見た瞬間に終わっちゃう。音って終わらなくて結局答えも来ないからわからないんですよね。

安田　岩戸隠れの伝説ってありますよね。そのなかで、天照大神が天岩戸に入ったときに、いままで聴こえなかった声が突然いっぱい聴こえてきたっていう描写があるんですよ。

藤井　ああ、中に入ってこもったときに。

安田　天岩戸に入ると、外からの光が消えて完全な暗闇になりますでしょう。「よろずの神の声は狭蠅（さばえ）なす」という『古事記』の言葉がありますけど、「さばえ」というのは五月蠅とも書きます。「五月蠅《うるさ》い」って五月の蠅って書きますが、これは『日本書紀』に

＊甲骨文……古代中国の殷《いん》の時代に占いに使われた、亀の甲や獣骨に刻まれた文字。漢字の原形とされる。

その記述があって、十丈（約三十メートル）の蠅の固まりが出現して、その音は雷のようだったとあります（「推古天皇」）。実際それくらい、うるさいほど声が聴こえていたのではないかと思います。

藤井　明かりがあったら見えなかったものが、それで聴こえるようになってきたと。

安田　いまの私たちはとても視覚優位ですけれど、その視覚が消えたときに、聴こえなかった、あるいはこれまで弱っていた聴覚が強くなる可能性がありますよね。

音がつくりだす「今は昔」

藤井　能では、身体による舞に謡（うたい）が常に伴っているわけですよね。謡だけの表現ってあるんですか？

安田　少なくとも明治くらいまでは、素人が習うのは謡だけであることが多かったんです。

藤井　舞はほとんどやらなかったんだ。

安田　例えば、夏目漱石は謡だけでしたね。音の話で言えば、能の中にはシテの時間とワキの時間という二つの時間が流れていますが、シテの時間は遡行する時間で、ワキの時間は順行する時間です。この二つが出会ってしまったときに風穴があいて、「今」が「昔」に来るんですが、これが出会いそうになったときに大小の鼓がそういう音を囃《はや》すんです。「そっちへいくぞ」っていうことを音で表現するんです。その時は謡すらも聴こえなくなるぐらいに渦のような音をつくって、風穴をあける手伝いをしているように感じます。

藤井　穴があくんだ。そのときはシテの人もワキの人も、「俺たちがこれから出会ってここで穴があくんだ」って感覚になるんですか？

安田　ワキは、初めはそれに対して抵抗するんです。人間なので、人間的な抵抗をするんです。それがだんだんだんだんだん、だんだんだんだん引きずられていくのが「ヨーーーーホーーーー」という掛け声と鼓の音なんです。それで引きずられていっちゃうんですね。まさにこの、今が昔になってしまって「今は昔」というのが出現してしまう、その瞬間ですね。

藤井　なるほど。

それにしても、能の人たちはみんながみんな安田さんみたいだと思っていたら、実はそうじゃなくて。安田さんってたぶん変わっているんですよね。僕にとって興味のあることの中心が能の中にあるということが、安田さんを通じて見えてくる。だけど、いわゆる能で食べているプロフェッショナルの人たちは、型はすごく大事にするし、美しく舞うけれども、内面に関しては必ずしも考えていないというような話を聞くと、なぜ安田さんはそうなったのかなって。もともとプログラマーだったからというのも理由のひとつかもしれませんが。

安田　僕は能の世界じゃないところから入って来たので「能ってなんか変だな」と思ったん

ですよね、いい意味で。それはなぜだろうなって考えたのと、あと、能の舞台にいると子供のころに感じた感覚を思い出したりするんですね。

僕は子供のころの記憶で、忘れられない大きなものが二つあるんです。一つは保育園に入る前に、それまでの記憶がごっそり抜けた記憶。ちょっと汚いですけど耳垢のようにごそっと抜けたんです。しかも、これはもう戻ってこないということがすごく明確にわかったんです。もう一つは、特に雨の日なんですけど、左右が逆転することを何度か体験したんです。

藤井　左右逆転というのは？

安田　うちは田舎だったので小学校は電車通学だったんですが、たとえば左から来るはずの電車が右から来ちゃうんです。「あれ、変だな」と思うんですが、その日はそんな一日なんですね。そのときは必ず、胃の調子がおかしいんです。で、この左右逆転の時の感覚が、能でシテとワキが掛け合いをしている感じにとても近いんですね。ミラーのような感じなんですよ。能の舞台にいると、そうした子供のころの記憶に意味付けしていく感覚があります。

能で「表現」してはいけない

藤井　能って、実は舞っている人が一番面白いっていうところがずるいなと思っていて。一度自分でやってみないとわからないことがあるんですよね。それはおそらく、見ているものを自分の中でもう一回再構築しているからなんですね。だから、表現自体にも確かに価値はあるのだけれど、プラットフォームをつくるほうが上位なんだよね。そこが面白さだなと僕は思います。

安田　能では、基本的には「表現」をしてはいけないんです。能以外にはさまざまな作品を上演していますが、たとえばシュメール神話の『イナンナの冥界下り』*を上演するときにも、表現しようとする気はまったくなくて、だから演出もつけていないんです。

藤井　そうなの？

安田　そうなんですよ。「こんなふうな動き」とかルーツくらいは教えますけども。僕は文字がない時代にイナンナが何を考えていたのかを自分で感じたいと思ってやっているだけなので、エクスプレス（外的表現）よりもむしろインプレス（内的認識）に近いところがある。

藤井　インプレスだなって思っているのね。

安田　それをお客さんが見て面白いと思ったとしたら、それはおそらくお客さんが自分のな

---

*イナンナの冥界下り……「イナンナ」は紀元前3000年頃に成立したとされるシュメール神話に登場する女神の名前。天と地を統《す》べる神であるイナンナが地上の世界を捨て、死者の国である冥界に向かう旅の顚末を描いた舞台「イナンナの冥界下り」は安田登氏が中心となって企画。シュメール語と能楽を軸に演じられ、欧州公演も行われた。

かでインプレスしているから面白いと思うのだと思います。僕が表現しようとすると、僕の頭の中のものを見せるだけじゃないですか。こんなちっちゃい頭の中なんかみても仕方がないんで。

藤井　なんかそう。僕らが考えているものってすごくちっちゃいんだよね。

安田　そうですね。だからイナンナなんて毎回実験しているようなものです。

藤井　以前、安田さんが台湾でワークショップをされたとき、台湾の学生たちが「普段、能でやるようにして自分と向き合うことをしたことがなかった。なので、終わった時にとても悲しい気持ちになった」と言っていたというお話がありましたよね。

安田　そう。台湾の人たちは常に人に見せることが中心なんですよね。でも能を稽古していくと、盛り上がれば盛り上がるほど個の中に入っていくっていうことに気づいたと言っていました。決して孤立しているわけではないんだけども、自分だけが内に入っていくという初めての体験をしたと。常に外に目が向いていて「自分を見てください」という世界にいる人たちと、そうではない日本人との見方の違いがあるかもしれないですよね。

藤井　最後になりますが、安田さんにとって現実とは何でしょうか。

安田　自分が意識のあるなしでかかわっている状態がすべて現実だと思います。ただ、普段のルーティンな自己がちょっとずれた時に押し寄せてくる、すごい力みたいなものに「現実」を感じるかもしれません。

藤井　なるほど。ありがとうございました。

振り返り：現実とは、普段のルーティンな自己がちょっとずれた時に押し寄せてくる、すごい力

安田さんにレクチャーシリーズをお願いするタイミングは結構難しかった。僕自身が安田さんの話についていく準備ができている感じがしなかったのと、安田さんと「現実」について話すには、言葉だけでは十分ではないということが理由だった。なので、なかなかお呼びすることができなかったのだった。

安田さんとは、少し前に六義園《りくぎえん》の見立てについてのワークショップの講師として呼んでいただいたあたりからのお付き合いだ。それまでもＴｗｉｔｔｅｒやイベントでの登壇を拝見していて、面白い人だなと思っていたけれど、直接会ってお話をうかがうといい意味での外れっぷりが面白い。

能楽師と聞くと、一般には伝統芸能を守る保守的な人たちで、代々世襲みたいな印象がある。安田さんはそのどれからも外れている。もともとはミュージシャンだし、ソフトウェアエンジニアだし、家が代々能楽をやっているということもない。歯医者に行くのが嫌いだから、虫歯を放置してたらどんどん抜けていってるとか、少々常軌を逸していてアナーキーだ。

それでも、着物を着て、扇子を持つだけで、瞬間的に空間を自分のものにしてしまう。安田さんは、ヒトとして、いや生き物として本当に面白いのである。

で、そんな安田さんにお声がけできたのは、たまたま熱海のニューアカオというホテルの社長さんとつながりができて、海に面したボールルームをなぜか借りることができることになったからだった。今思えば、ニューアカオの旧館が閉鎖されるタイミングで、費用なしであの素晴らしい空間を借りられたことは奇跡に近い何かだった気がする。

安田さんに、3面ガラス張りの海に張り出したボールルームが使えるとお伝えすると、じゃあ作品を一つやろうという話になった。僕はトークだけだと思っていたので、驚きながらも歓喜した。安田さんのパフォーマンスをお願いした上で、レクチャーシリーズができるなんて素晴らしいに決まってる。

で、さらに笙《しょう》の演者としてカニササレアヤコさんもお迎えして、お二人に「夢十夜」を演じていただいた。本当に素晴らしかった。

ところが、その公演もインターネット回線が不調で、一回演じていただいた後に、対談を挟んで、もう一回演じてもらった。今思えば随分なお願いだなと思うけれど、安田さんからももう一回やりましょうかとおっしゃっていただいたので、ぜひということで現地に居合わせた観客は2回も「夢十夜」を体験することができた。贅沢の極み。2回目は照明をできるかぎり落として、さらに没入できる環境をつくったので、1回目に増して良いものになった。

おかしなことが起きた理由としては、場所の力が大きいのかもしれないと思った。ニューアカオは独特な空間で、誤解を恐れず言うと、何かが居る感じ、いや空間のあらゆる場所に何かが満ち満ちている印象が強い。カンの強い人だと、頭が痛くなったりして長時間居られない場所らしい。僕はそういうのは鈍感なんだけど、参加した知り合いの何人かは数日身体に変調を来したという。そういう場所なので、合理的じゃないのは分かっていても、初回のネットワーク回線が不調だったのも当然に思えたし、2回目の「夢十夜」が終わった直後に回線がまたおかしくなったのもそうだよなと思ったりした。普段は開いていない扉が、安田さんによってこじ開けられたのかもしれない。

能楽は、いわゆる死者の世界と生者の世界が当たり前のようにつながっている。僕たちが暮らしている「現実」を境している境界が、演者と舞台の力で取り払われてしまうからだ。そのため、能楽では否応なく「死」と向き合わなければならない。さらには「死者」とも向き合わなければならない。当然ながら、死者はわたしたちの頭の中にしかいないので、生と死のあいまに生ずるすべてのあいまいな物の怪も自由自在に現れる。

それを可能にするのが、能楽の舞台装置だ。シテとワキ、地謡に囃子方が狭い空間でこの世とあの世をつなげる空間を作り上げる。見えないものもシテやワキが見れば存在するし、観客にはそれら演者の振る舞いや謡を通じて見えるようになる。

ただ、今回の「夢十夜」では、安田さんとカニササレアヤコさんの二人だけだった。その二人が、通常の能舞台のように区切りがないボールルームの中に、結界のような空間を作り上げた。安田さん曰く、能舞台ではリハーサルを行わないのだという。今回も、リハなしで行われたが、明らかに目で見ることができないはずの空気の密度が、安田さんによってコントロールされていて、カニササレアヤコさんの笙がそれを加速した。

森の中の巨大な木々、暗闇のグラデーション、闇に潜む森の生き物や有象無象の魑魅魍魎、すべてがあの10m四方くらいの中に突然現れては消えていった。

それは、舞台を見ている僕自身がつくり上げている僕だけの世界であった。少なくとも僕が感じた「夢十夜」の世界は、今でも思い出すことがはっきりできるくらい明瞭で、僕だけのリアルであった。他の誰かが体験した「夢十夜」の世界は全く異なっていてもおかしくないし、言葉を通じてお互いの世界を共有することはそもそも無理だ。それこそが安田さんが言うところの3つのリアリティを舞台にしている能の面白さなのだろう。

その3つのリアリティとは、①身体感覚の拡張としてのリアリティ、②能の型と内的リアリティ、そして③観念の対置語としてのリアリティだという。この3つのリアリティがバラバラにリアリティを形づくるのではなく統合され、クロスモーダルな認知と主体的な世界への介入を非言語的に行うことによって、今ここから地続きに立ち現れる向こう側とこちら側の間を自由に行き来できるということだと僕は理解した。

実は、こちら側が此岸で、向こう側が彼岸であるというようなくくりですら曖昧で、今ここが彼岸で、向こう側が此岸であっても構わないし、こちら側と向こう側が一体となって彼岸と此岸が混ざり合っても構わない。

クロスモーダルな感覚は、意識的な認知では起きにくいけれども、いったん意識の箍《たが》を外してしまえば比較的自由に獲得することができる。粘膜という覆い隠されている身体をあらわにして、香りを聞いたり、味を見たりすることは、こちら側だけに生きているときには難しいが、闇の手助けを借りたり、香を焚いたり、能の舞台を通じたりすることで、向こう側の世界への扉を開いて、わたしたちの脳はあらゆる軛《くびき》から自由になれる。

自由になった脳はどこに向かうかというと、おそらく外側ではなく内面に向かっていく。能楽師が、身体を使って外的に表現しつつも、実際の表現はエクスプレスではなく内側に向かうインプレスを行っているように。対して能楽を体験する体験者がそれを楽しむには、シテやワキに憑依《ひょうい》して、内面に向かうインプレス作業を行うことが必要になる。それができる人にとっては、能楽は面白いものになり、能楽師の外面の振る舞いにしか意識が向かない体験者には退屈極まりない芸能に見える。

僕は、正直なところ今回の「夢十夜」で初めてインプレス作業ができた気がする。これまでの能舞台の鑑賞ではそれができなかった。それだけに、お二人の舞台は本当に面白く、そしてひたすら怖かった。

今後、僕がシテとワキが登場する舞台をインプレスしながら体験できたら、シテやワキに憑依して、両者の異なる時間軸を自分ごととして体験することができるようになるのだろうか。そうなると、その二つが出会ったときに生まれる風穴から過去にも未来にも同時に存在できるような新しい時間軸の感覚が僕にも開かれるのだろうか。

残念ながら、僕にはそういう新しい時間軸を獲得することで生まれる世界観は想像しかできないが、能でシテとワキが掛け合いをしているときに発生する何かとは、おそらく安田さんが「現実とは何か」の定義で使った、過去から未来へと一方向に流れる時間軸を超越することによって生まれる「押し寄せてくる、すごい力」のことではないかと思った。

この「すごい力」は、僕たちが現実に立ち向かうことで多かれ少なかれ常に生まれているもののような気がする。現実科学でゆたかさをつくるというときに、僕はデジタルリソースという大量に供給可能な安価なリソースに加えて、僕らの内部から沸き起こってくる無限の創造力がゆたかさをつくるのだと考えていた。そこに、時間軸を超越することで生まれる安田さんの言うすごい力というものがさらに付け加わることで、より大きな可能性が広がることに気がついた。
ことばにできないすごいものに直面したときには、圧倒されつつも否応なく強制的に答えを探さなければそれを飲み込むことができない。今回のレクチャーシリーズのすごい力をまだ僕自身は咀嚼しきれていないのだけれど、初めてそれを体験できたことは僥倖だし、飲み込むことができるまで時間をかけて咀嚼し続けようと思う。

「現実科学ラボ」で披露された「夢十夜」第三夜のパフォーマンスの動画を左記のＱＲコードからご覧いただけます。

第8章
「現実とは『祈りがあるところ』」

——伊藤亜紗

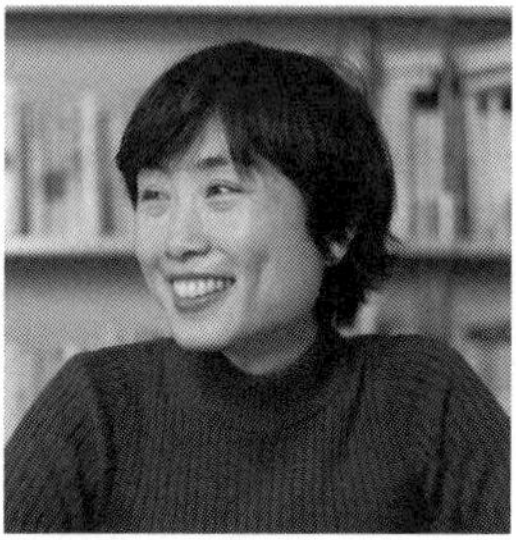

伊藤亜紗（いとう　あさ）
東京工業大学科学技術創成研究院未来の人類研究センター長。同リベラルアーツ研究教育院教授。専門は美学・現代アート。『記憶する体』（春秋社）を中心とする業績で第42回サントリー学芸賞を受賞。著書に『目の見えない人は世界をどう見ているのか』（光文社新書）、『どもる体』（医学書院）、『手の倫理』（講談社選書メチエ）など。

（2022年5月20日 開催）

＃レクチャー

トラウマと現実

私は人文系の研究者で、特に人間の身体や身体感覚の質的な多様性を研究しています。人文系の学問も理工系の学問も、身体っていうものをかなり抽象化・一般化して論じがちだと思うんですけれど、現実の身体は一つひとつが違うわけですよね。そうした違いを記述しないと、なかなか本当に役に立つ身体についての研究にならないなと思って、私はいろいろな障害をもった方の身体感覚について研究しています。

今回のテーマは現実ですが、まず「現実」と聞いて人文系の人が思い出しちゃうのが、フランスの哲学者であるジャック・ラカン*じゃないでしょうか。思い出しちゃうというのは、ラカンが「現実界」という言葉を使っていたからです。

＊ジャック・ラカン……フランスの精神分析学者。フロイトの精神分析学を言語構造学に結び付け、また想像界・象徴界・現実界の理論を構想するなど、構造主義の代表的な思想家である。著書に『エクリ』など。

ラカンは人間にとっての世界を「象徴界」「想像界」「現実界」の三つに分けて考えていました。「象徴界」はシンボルが支配している世界、つまり人間がつくった言語や数字といったツールや記号によって理解されている世界を指します。構造のある秩序だった世界ですね。「想像界」は言語化されていないイメージの世界です。「現実界」は、そのどちらでもない部分ですね。本当の世界の姿と言うのでしょうか。人間が言語化してしまう前の、言語を使っては語りつくせない世界の生の姿のようなものです。

そう言われても「なんのこっちゃ」と思うでしょう（笑）。でも、言葉にできないということは、理解できない、人間にとってわかりやすい意味を与えられないということであり、それが現実的なものであるとラカンは考えたわけですね。例えばラカンは、人間がトラウマ的な状況に陥っているときや不安なときに現実的なものに出会っているのだと書いています。

ではトラウマとは何なのか？　これについては精神科医の宮地尚子さんがとっても面白い分析をされています。彼女はトラウマを、真ん中と周囲が水没しているドーナツ型の「環状島」に例えて語るんですね。内海、つまりドーナツの穴の部分にいるのは、トラウマの原因となるショック体験を直接的に経験した人たちです。この人たちはショックで精神のバランスを崩していたり、あるいはその出来事が原因ですでに亡くなっていたりして、その体験について語れません。このショック体験の爆心地のような中心部分から距離をとった陸にも人がいます。この人たちはショック体験について語れる人たちです。そのさらに遠方の、外海部分にも人がいますが、この人たちもショック体験については語れません。無関心が勝ってきて、出来事について語らなくなっちゃうんですね。つまり宮地さんの定義だと、ショック体験から適度な距離をとれている人だけが、象徴界でその出来事について語れるということになります。

ここでいうトラウマ的な体験としては、例えば震災などがあります。被災地から遠い場所に引っ越しているのに、家の近くを電車が通った時の小さな振動で震災のことを思い出してものすごい恐怖に囚われてしまったり、震災当時と同じ匂いがしたときに、感覚がバーッと再現されてタイムスリップしちゃうような状態になったり。頭では震災のときではないというふうにわかっていても、身体がそのときの現実を再現してしまうんですね。そこから脱出できない状況をトラウマと呼びます。過去のショック体験を、うまく言葉やイメージに回収することができなくなってしまう。だから冷静に思い出したり、味わったりできないんです。

「現実への逃避」という感覚

次に、現実がアートの中でどう語られていたかを考えてみると、やっぱり同じような感じなんですね。人間の意味によって理解されている安定的なものも、薄皮を一枚スッと剝いでしまうと、その裂け目から人間にとってショッキングなものが見えてしまう。そういうものとして扱われてきたと思うんですね。

その典型が1920年代に生まれた超現実主義、シュルレアリスムです。シュルレアリスムって、日本では「空想的な」とか「現実離れした超現実」のように理解されることが多いかもしれないのですが、実は現実よりも現実的なものなんですね。当時のヨーロッパは第一次世界大戦後で、自分たちがそれまで信じていた価値が崩壊しているわけですね。そういうときに「人間とは何なのか」「本当のこの世界とは何なのか」といったことを芸術を通して見つめようとしたのがシュルレアリスムだと言えると思います。ここで細かい作品の説明はしませんが、見たときに心がざわざわするような作品がたくさん生まれています。

それから、私コギャル世代なんですね（笑）。1990年代後半に高校生だった世代です。この90年代後半というのは、現実という言葉がよく使われた時代かなと思います。

典型的なのは、当時の高校生のバイブルになっていた岡崎京子*さんの漫画です。そのなかでも、『リバーズ・エッジ』という漫画には死体が登場するんですね。この死体が、登場人物にとっては宝物なんですよ。この死体を見ているときだけ、なんだかホッとする。登場人物たちにとって、この死体こそが現実なんですよね。みんな表面的なコミュニケーションのなかで日常生活をなんとなく回しているけれど、それは本当の世界の姿じゃないとみんなが感じている。だから、この死体を見たときにホッとするんです。そういう感覚がこの漫画では表現されていて、その感覚が90年代にはとても必要とされていたんですね。

社会学者の大澤真幸さんは著書『不可能性の時代』のなかで、90年代後半は「現実への逃避の時代」だと言っています。１９８０年代から95年まではバブル経済でみんなが夢を見ていて、フィクションを信じていた夢の時代です。それが崩壊したとき、現実こそが痛気持ちいいと感じるような時代がやってきた。95年というと、阪神・淡路大震災があったり地下鉄サリン事件があったりと、社会が信じていたものがガラガラと壊れるような時代ですよね。

大澤さんは90年代には現実以上に現実的なものや、現実の中の現実が必要とされていたと言っています。極度に暴力的であったり、激しかったりする現実へと人が逃避していると解したくなるような現象が、さまざまな場面に見られるのだと。普通は現実「からの」逃避だと思うんですけど、これは現実「への」逃避です。そんなふうに「怖いけれどそれを感じた

＊岡崎京子……漫画家。『ｐｉｎｋ』『リバーズ・エッジ』『ヘルタースケルター』などの作品で１９８０〜90年代の空気感を巧みに活写。１９９６年、交通事故により重傷を負い漫画家生命を絶たれるが、その後も作品が映画化されるなど多くのファンの支持を得ている。

い」「現実感がないからこそ痛みを通して感じたい」という時代だったと思うんですね。

「さわる」と「ふれる」

ここからは、そうした人間的な意味の向こう側について考えたいと思います。テーマは死です。『リバーズ・エッジ』のなかでも死はとても大事なテーマだったんですけれど、人間にとってどうしようもない死というものを、みんな背負っているわけですよね。その重みにいつも押しつぶされそうになっているのが私たちの人生であり、世界なのだと思います。デジタル技術によって死が概念的にも生物学的にも変化しつつある時代ですが、だからこそ死というものを通じて現実を考えられたらなと思っています。

ここからは私の過去の研究ともリンクさせてお話ししていきますね（詳細は拙著『手の倫理』を参照）。まずご紹介したいのが、福岡の特別養護老人ホームの施設長をされている村瀬孝生さんの言葉です。高齢者施設では死が日常的に起こるのですが、彼は著書『看取りケアの作法』のなかで、亡くなっていく体に触《さわ》り続けることが周りの家族にとってとても重要なんだと言っています。それがないと、自分にとって大事な人が死んでいくということを人間に制御可能なものとして頭の中でとらえてしまうけれども、実際にお年寄りの体に触《さわ》ると、そういう話じゃないんだということをみんな理解するのだと。

これがなぜ興味深いのかというと、彼がそのときの触覚を「触《さわ》る」という動詞で語っているところなんです。「さわる」ってちょっとこう、冷たい感じだと思うんですね。触覚に対する動詞には「さわる」と「ふれる」の二つがありますが、「さわる」というのは一方的で、一般に物体に対する接触なんです。それに対し、人間に対する接触には通常「ふれる」の方を使います。「ふれる」は双方向的で、自分の接触のパターンを接触されている相手の反応を通して微調整し続けることを指すからです。例えば「こう接触したらこの人は緊張するかな」とか「ここだったら大丈夫かな」と探っている。

でも、村瀬さんは亡くなる人の身体に対する接触に「ふれる」ではなく「さわる」という言葉を使っていらっしゃるんですよね。結局、「ふれる」のほうは人間的で、象徴界的あるいは想像界的なんです。でも、現実っていうものは双方向にはいかないんですね。「死」という人間にとってどうしようもないものや、そのどうしようもなさを感じとるときっていうのは、一方的な接触になっていく。それがすごく興味深いなあと思ったんですね。

「さわる」が「ふれる」に変わるとき

いま説明した「さわる」と「ふれる」の違いを図にしてみました（次ページ見開き）。こういう接触の話をすると「やっぱり生成が大事だよね」とか「お互い触れ合うことが大事だよね」という話に落ち着きがちなのですが、特に現実について考えるときに大事なのは「さわる」なんじゃないかと思うんです。自分にとって心地よくない、上手に双方向的な感じがつくれないところにこそ、現実を考えるヒントが眠っているような気がするんですね。そのなかで、死っていうのはさわることでしか感じられない現実なのかと思うんですよ。

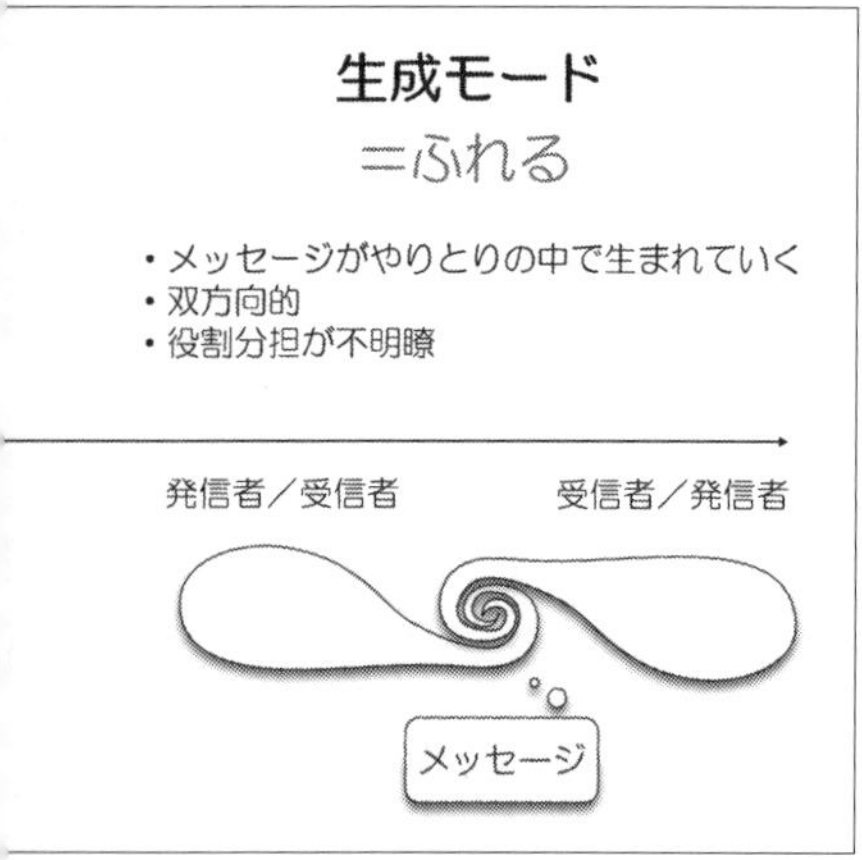

生成モード
＝ふれる
・メッセージがやりとりの中で生まれていく
・双方向的
・役割分担が不明瞭
発信者／受信者
受信者／発信者
メッセージ

　でも、そのまま終わってしまうと弔いができません。残された人にとっては「どこかで終わってしまった」「向こう側へ行ってしまった」で終わるわけにはいかないので、なんとかしてそこに人間的な意味を与えようとするわけです。ただ、それは決して能動的に考えてそうなったわけではありません。先人たちがつくってきたさまざまな文化のなかにいろいろなヒントもあって、とらえかたがうまく変わっていくようにできていると思うんですね。

　例えば、お葬式はそういうものをつくりだすひとつの社会的・文化的なシステムです。お葬式では、亡くなった方の身体を整えて棺桶に入れるという納棺の作業がありますよね。２００８年の「おくりび

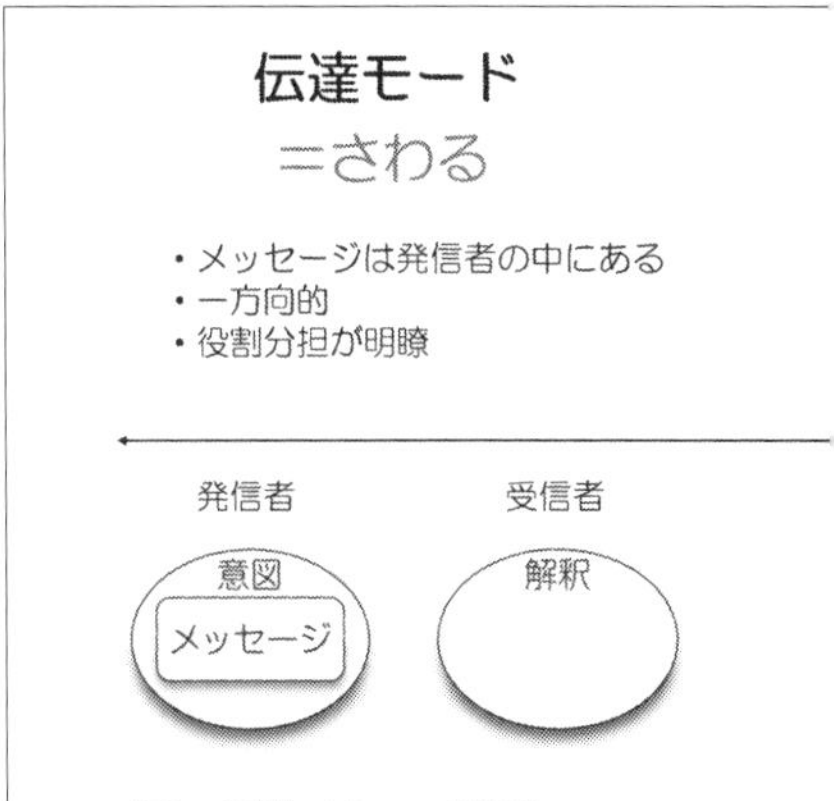
伝達モード
＝さわる
・メッセージは発信者の中にある
・一方向的
・役割分担が明瞭
発信者
受信者
意図
メッセージ
解釈
『手の倫理』より　一部修正

と」という映画が公開されて以来、その作業を一般人である遺族がお手伝いする機会も増えているみたいですね。私の職場の同僚である柳瀬博一さんがそれをまさに経験したそうで、それがものすごい体験だったと言っていました（『親父の納棺』）。

　柳瀬さんはお父様を亡くしたのですが、入院着を着ていたお父様の服を、彼が生前いちばん気に入っていたスーツに着替えさせる作業を納棺師さんと一緒にしたらしいんですね。そうしたら、最初はお父さんの死んだ体に「さわる」感じだったのが、服を着替えさせているうちに「ふれる」に変わっていったというんです。というのも、納棺師さんがとても上手に声かけをするらしいんですね。洋服を着替えさせるときに、「あ、そんなに手でひっぱったらお父さん痛いじゃないですか」とか「その着せ方だと背中の部分にしわが寄っていてお父さん気持ち悪いですよ」とか、お父さんの視点にうまく入り込むような声かけをしてくれる。それによって、だんだんと双方向的な感覚へと触覚が変わったのだと。亡くなっているんだけれど、亡くなっている身体を介助している感覚になったと言っていました。そうして着替えた遺体はやがて焼かれるわけですけれど、焼かれて物質的に亡くなった後も、亡くなった人と生きている人のコミュニケーションはおそらく続くのだと思うんです。

生死の境界を超えたコミュニケーション

触覚の記憶って、かなり残るものだなと思うんですね。私も視覚障害者の研究などをするなかで、自分の肩や肘を貸して歩行することが多いんですけれども、そうするとその人の感触が1週間くらいぼんやり肩に残っている感じがするんです。触覚って、おそらく象徴界的なものからは一番遠いんだと思うんですよね。だからこそ消化されないまま残るものがあって、それが生死の境界っていうものを超えたコミュニケーションを可能にするのかなと思います。

生者と死者のコミュニケーションの例は、民俗学の中にたくさん書き残されています。最も有名なのは柳田國男*の『先祖の話』でしょう。柳田が現在の東京・町田のバス停でバスを待っていたら、その地域の老人とちょっと立ち話をする機会があったんですね。そこで老人が「自分は経営していたお店も成功し、跡継ぎもつくった。残されている仕事は先祖になることだけだ」と話したそうなんです。これはかつてはみんなが普通に言っていたことだと柳田は書いています。それはとても名誉なことなんですね。先祖になるというのは自分が死んでしまうということだから、なんだか悲しいことに感じるのですが、昔は「先祖になりたい」と語っていた。昔の家っていうのは、先祖の写真が部屋の上に普通に掛けられたりしていて、亡くなった人がいまよりもっと身近だったと思うんですね。そういうなかで、亡くなっても家族と一緒に生活し続けるという感覚が重ねられているんだと思います。

亡くなった人と生きている人のコミュニケーションと言ったらいいのかわかりませんが、現代でもそうした境界は簡単に引けない部分があるんじゃないかと思うんですね。例えば、東日本大震災の直後には幽霊を見たという話がたくさんあったと言われています。タクシーの運転手さんがそういう話を残していたり、津波でたくさんの方が亡くなった場所を通ると幽霊が見えるという話があちこちで語られていたり。

こうしたことを分析する言葉として、社会心理学を研究しているポーリン・ボスの『あいまいな喪失とトラウマからの回復』という本の言葉が参考になるかなと思います。ボスはこのなかで、生者と死者がすっぱり別れられないケースについて分析しているんですね。別れ

＊柳田國男……民俗学者。日本列島各地の山村・海村を調査して回り、後に柳田民俗学と呼ばれる日本民俗学を創始。ザシキワラシやカッパなど岩手県遠野地方に伝わる伝承を記した『遠野物語』でも名高い。

は病院や高齢者施設で「さようなら」とちゃんと別れられるケースばかりではなく、震災のようになんだかわけがわからないまま切り離されてしまうケースもたくさん存在します。そういう別れを、ボスは「あいまいな喪失」と呼んでいるんです。

ボスによると、あいまいな喪失には二つのパターンがあります。一つは「さよならのない別れ」ですね。これは、さよならを言えていない、つまり遺体に対面してない場合です。心理的には存在しているんだけれども、身体的には存在していない。たとえば津波で遺体が見つからないときなどは、ちゃんと遺体とお別れができていないわけですね。はっきり亡くなったという確証はないので、心の中には存在し続けているのだけれども、その身体がないという別れ方です。震災がその典型的な例だと思います。

もうひとつは「別れのないさよなら」というもので、これは身体的には存在しているんだけれども、心理的には存在していない状態ですね。ボスが例として挙げているのは認知症です。認知症について本当にそう言っていいのかは別に考えなければならないのですが、少なくともこの本のなかではそう書かれています。身体としては物理的には存在しているんだけど、その人の人格がそこにはないという状態ですね。

このように、死は人間にはどうしようもないもので、それを象徴界的に解釈したくても常に解釈しきれないものが残り続けるんですね。そういうところに、実は現実っていうものを考えるヒントがあって、解釈できないものを解釈しようとする文化や先人たちのさまざまな試みがあって、その歴史のなかに今の私たちの社会が成り立っているのかなと思います。

#トーク

現実の「裂け目」

藤井　お話の中でキーワードとして出てきたのが「裂け目」と「痛み」ですかね。「裂け目」に関しては、僕もSR（代替現実）という技術を使って、目の前にあるけれども本当にあるのかないのか区別がつかないものをつくったときに考えたことがあります。テクノロジーは自分が現実だと思っているものに何かをかぶせてしまいますが、たまにその裂け目から向こう側が見えたりすることで初めて、僕らはそれを意識して、現実とそうでないものの境界線をどこに引けばいいのか、という疑問が湧いてくる。

死や痛みもそういう裂け目のひとつですよね。第一回のゲストの稲見昌彦先生も、「現実というのは痛みかもしれない」というお話をされていました。

伊藤　どこからがつくられた現実なのかわからないことに対して感じる恐怖というのは、どんな感じなんでしょうか？

藤井　僕は最初に背中がゾワッとしました。何度経験してもやっぱり何が現実なのかわからなくなって、困惑して動けなくなります。一方で、そこに本当にいるのかわからない人から話しかけられたときは「虚構かもしれないけれど答えないと」という気持ちになるんですよね、社会的なプレッシャーに負けて。そうすると、「いない」人と問答を始めるわけですが、それはもう「いる」ことになっちゃうんですよね。やっぱり、そこにいるかいないかは双方向的なインタラクションがあることによって決まって、現実として自分のなかに残っていくんだろうなと思いました。

伊藤　おもしろいですね。認識論的にそれが存在するのかしないのかを判断しようとする水準と、社会的に目の前の存在と相互交流しないといけないと判断する水準とが立ち上がって、それが食い違い……。相互行為的なもののほうがより自分を巻き込んでくるので、先に進むっていうことなんですかね。

藤井　おそらくそこでなんらかの物語が出来上がって、時間が経つとほかの物語と区別がつかなくなるんでしょうね。ＳＲで何が本当なのかわからないとき、本人はもう諦めるしかないんですよね。

伊藤　その人にとっての現実だとなったらもう現実なのだという道もありますよね。たとえばレビー小体型認知症*の方は幻視がよく見えて、亡くなったお父さんが食卓に座っているようなことがよくあるんだそうです。そういうとき、「それは本物じゃないんだよ」みたいに否定されがちなんですけれど、亡くなったお父さんに食卓で出会えるのならそれは素晴らしいこととして解釈する道もあるわけですよね。そうやってお父さんに再会できるなんて、むしろ素晴らしいことですよね。

藤井　そこは否定する必要がないですよね。

テクノロジーが用意する〝別れの舞台〟

伊藤　今いろいろなバーチャル技術やAIの技術がありますが、そのなかで死っていうものがどんなふうに扱われているのか教えてほしいです。

藤井　そうですね。食卓に亡くなったお父さんがいるという先ほどのお話のように、VR環境やSR環境のなかに亡くなった人を出現させることはいまではそんなに珍しい話ではあり

＊レビー小体型認知症……レビー小体という変性した蛋白質が脳に蓄積して起こる認知症の一種。主な症状の一つに、人や小動物など、その場にはいないはずのものが本人にはありありと現実のように見える「幻視」がある。

ません。ただ、それを望む人も望まない人もいます。そのCGのキャラクターは死なないので、いつでも出現させられるわけなんですよね。そうやって継続的に出てくることを、家族が望むのかどうかという問題があります。いつお別れするのかとか、ずっと一緒にいるのかとか。SFなんかでもよくあるお話で、そこは人それぞれです。ただ技術的には、いままでフィクションだったものが日常的に選択可能なオプションになりつつあるということは言えます。

伊藤　人工物なんだけれども、どこからが作られたものなのかがわからないということが、死というものに対するとらえ方を変えることってあり得るんですかね。

藤井　亡くなられた方が毎朝「おはよう」って起きてきて、「行ってくるわ」って仕事に行く、みたいな日常を体験することができたとしたら、それはどうなんですかね……。たぶん何らかのサービスになるわけなので、お金を払うことになるんですよね。だから自覚してお金を払ってサービスを受け取って、どこかの時点でサービスを停止することになると思います。おそらくそのプロセスは、死を受け入れるためのひとつのプロセスになると思うのですが、これまでも初七日や四十九日といった従来の法事がいい感じのピリオドだったんですよね。昔はテクノロジーを使わなかったけれども、そこでみんなで集まって思い出すっていうのを何回かやっていくうちに受け入れていたのかなと思うのですが、そこにテクノロジーが入ってきたら人が楽になるかっていうと、ちょっと疑問な気がします。

伊藤　うーん、なるほど。別れるプロセスの中の一つのツールというか、舞台みたいなものを用意してくるんですね。

藤井　死にたくない人って世の中にはいっぱいいるから「死んだ後もあなたは奥さんの前に現れるようになっていますよ」みたいなことを言うと、安心して死ねるなんて人もいるかもしれないですね。

伊藤　安心して死ねるっていう発想はおもしろいですね（笑）。

藤井　伊藤さんはどうなんですか？　死にたい人ですか？　死にたくない人ですか？

伊藤　死……。ずっと死なないのは嫌ですね。

藤井　嫌ですか。

伊藤　やっぱり実際に死を経験した人、つまり自分の大事な人が亡くなる経験をした人の話を聞くと、なんというかそれ自体すごい経験をさせてもらったと話される人がいらっしゃいます。例えば、自分の両親が亡くなった時に、母親からの最後の教育は死だったみたいなことをおっしゃる人もいる。そうやって、自分が最期に人に与えられるものというふうに前向きにとらえたいなと思っていて。別れは暴力的なことだとは思うんですけど、それが人に伝えるメッセージの大きさはあると思うんで。それは残したいなって思います。

自分に客観的なまなざしが向けられないとき

藤井　ちなみに、伊藤さんが研究対象となる人たちに向ける眼と、自分に向ける眼は一緒なのでしょうか？

伊藤　まったく一緒じゃありません。他人に対しては、結構ずけずけといろんなことを聞けるんです（笑）。これまた不思議で、前もってある程度は質問を準備してお渡ししてはおくんですけれど、これはお互いにとってのお守りみたいなもので、想定問答をしたいわけではないんですよね。対話の中で、その人が自分では触れない部分に踏み込むような質問をしたくなっちゃうんです。そこを聞かないと、インタビューをした気にならないっていうんですかね。それはすごく……暴力的だと思うんです。その人が自分の中でまなざしを向けたくない部分に踏み込むので。

　でも、そこから言葉を引き出さないと、なんだか出会った意味がないような気がしてしまって。インタビューって、そういうケア的な部分と暴力的な部分を含んだ行為だなと思うんですよね。それは他人にしかできないことで、自分で自分に対してそういうまなざしを向けることはできません。

藤井　僕は、自分に対しても人に対しても同じように見るようにしようと思って生きているんですよね。もしそのまなざしを伊藤さんがご自分に向けたら、何か変わるんですかね。

伊藤　藤井さんの共著『脳と生きる――不合理な〈わたし〉とゆたかな未来のための思考法』にも、自分の脳を外側から客観的に見るための「ブレインくん」っていうかわいらしいキャラクターが登場しますよね。そういうふうに、自分を客観的に見るかどうかが、身体の研究というスタンスと脳の研究のスタンスの違うところかもしれません。私の身体はこうであるって言った瞬間に、身体が違うふうになっていくっていう感じがあるんですよね。

私は吃音があってうまくしゃべれないんですけど「私の吃音はこうするとうまくいく」みたいな自分なりの理論を、当事者がそれぞれ持っていることって多いんです。ところが、実際にやってみると全然違うんですよ。自分が考える「こうすると上手くいく」というコーピングのセオリーを意識した瞬間に、身体がそうじゃない状態になっていくところがあって。それが面白いんです。そこは絶対に対象化できない部分がつきまとう。

藤井　そう言えば、伊藤さんは先ほどのプレゼンテーションのときより、いまの会話のときのほうが吃音が少ないですよね。

伊藤　今日はちょっとどもる日で……。現実についてしゃべるのが不安だったからだと思うんです。考えながらしゃべると、頭の中で作文をしちゃうんですよね。そうやって作文すると、まちがいなくどもる。

藤井　作文したら、それを読むんですか？

伊藤　準備しちゃうんですよね。この言葉を次に言わなきゃ、という準備が身体の緊張をつくりだすんです。

自分の困難と「対話」する

藤井　ほかの研究対象の方々の障害と、ご自分に吃音があるっていうところは同じように扱うんですか？

伊藤　障害によっては似ているものもあって、例えばパーキンソン病と吃音って結構似ているんですよね。吃音の人は歌を歌うと絶対にどもらないので、リズムに乗るとうまくしゃべれる。パーキンソン病の人も、歩行するときに最初の一歩が出ないのですくみ現象が出るのですが、それは吃音で言葉が出ない「難発」という症状ととても似ているんです。運動をどう構築するかというレベルで、おそらく脳の中で同じことが起こっているのかなと思います。脳って言ったらいいのか、身体と言ったらいいのかはわからないのですが、結構いい加減なんですよね。それはものすごい救いでもあって。

例えば、私がちょっと経験した吃音の研究で、自分の声をその場でコンピュータに取りこんで加工して、それを聴くという矯正研究があります。加工すると、自分の声が宇宙人っぽく「ワレワレハ」みたいなふうに聞こえたり、洞窟でしゃべっているように聞こえたりするんです。そうすると、なんか演技的なモードに入るんですよね。演じているときは吃音が出にくくなると言われていて、加工を経ると素で話さないモードに勝手に入ってしまうんです。自分の声のフィードバックをちょっと加工しただけで、脳が騙されてしまうわけですね。「そんな簡単に信じるなよ」みたいなことが簡単に起こるわけですよ。それが救いだなと思います。

藤井　本当に脳って脆弱ですよね。簡単に騙されちゃうし、薬をちょっと飲んだだけで記憶もとんじゃう。自分の中では「これはもう当たり前」「本当に違いない」と思っていたことが、実は周りから見たら全く違う認識をしてることもよくあります。認識そのものも適当だし、それを真実だと思ってけんかを始めたりするので、自分でも馬鹿だなって思います。

伊藤　コーピングでいうと、自分の困難とうまく対話している人は別人格をつくっている人も多いですよね。

藤井　あ、そうなんですか。

伊藤　有名なのは、べてるの家で生まれた当事者研究の方法ですね。ある統合失調症の方は、わーっと怒って自分の家に放火しちゃったりするのですが、それを「自分がやっちゃった」とは思わないで「自分に爆発現象が起こりました」という「現象」として語っていくんですよね。統合失調症の人は幻聴も多いのですが、幻聴としてではなく、「幻聴さんが今日やってきた」として、その幻聴さんとどうやったら仲良くできるかを考えるんです。「今日はちょっと大事な用事があるので帰ってください」みたいなことを言ったり、逆に「今日は幻聴さんがやってこないから体調が悪い」と考えてみたり。そうやってうまく切り離すことで、対話可能な存在にする方法はいろいろなところで見られますね。それは精神疾患だけではなく、身体的なものにもあるんです。例えば、手が痛いということを「今日は手がすごく腫れたがっている日だ」ととらえたり。

藤井 そういう表現をすると、周りとも共有ができますよね。特に統合失調症の場合は家族の理解がとても大切だから、「いまは幻聴さんがいるんだよ」と表現してもらうことで共有できることが多いのでしょうね。認知も身体もすべて主観的なものだから、誰かと共有するというプロセスを経ることで楽になることもあるのかもしれません。

――「幻聴さん」「ブレイン君」と意識して切り分けるのは健康的ですが、多重人格は病理的です。コントロールできているものとそうでないものは何が違うのでしょうか。多重人格はコントロールできていないということでしょうか？

伊藤　うーん、そうですね。社会性みたいなものが大きいような気がしますね。「幻聴さん」というものをみんなが認知していて、コンビニに行ったときに「今日の幻聴さんはどう？」なんて聞かれるような環境があったとしたら、本人も答えざるを得ないですよね。そういうふうになっていくことによって、みんなでコントロールするというか、幻聴に居場所を与えてあげることによって、存在していて良いものになるんじゃないかと思っています。

藤井　コンビニに行ったら「今日は幻聴さんどう？」って言われるって、けっこうすごい話ですよね。そういう受け入れ方をされている方を実際にご存じなんですか？

伊藤　東京の世田谷区に、統合失調症の方々が集まっている「ハーモニー」という福祉事業所があります。そこの作業療法の一環で「幻聴妄想かるた」っていうものをつくっているんですね。「暴力団がやってきた」など、みんなが持っている幻聴をかるたにして販売しているんです。すると近所の人が「今日は幻聴のなんとかさん、どう？」と声をかけてくるようになったそうなんですね。

藤井　「暴力団がやってきた」だったら、「ぼ」と言った瞬間に「や」の札を取るようなかるたですか？

伊藤　そうです。面白いのは、最初のうちはその暴力団が何百人で地面を揺らして地震を起こす、みたいな症状だったのが、かるたを通じて幻聴の暴力団の存在が社会的に認知されるようになったら、たくさんいたのが逮捕されて半分くらいに減って「地震現象」が緩和されたそうなんですね。そうやって、物語が書き換わっていくんです。幻聴なので、本人しか聞いたことがないですよね。でも、かるたにするためには視覚化する必要があって、視覚化を担当するのはほかのメンバーなんですよね。そこも大事な気がしていて、本人以外の手でけっこう雑に視覚化されることによってストーリーが書き換わるのかもしれません。

藤井　外部化するんだ。そのかるた、ちょっと買いたいなあ。

——最後に、伊藤さんにとっての現実とは何かを教えてください。

伊藤　私にとっての現実は「祈りがあるところ」ですね。「祈り」が何かキーワードなんじゃないかなと思いました。自分にとってどうにもならないものというのが、どうしようもなくそこにあるときに、人はお祈りをしますよね。例えば、もう亡くなってしまった人とコミユニケーションをとるとか。そういうものが存在する場所が現実かなと思っています。

藤井「祈り」って今回の会話で一言も出てこなかったから、ずるいと思いました、ずるい（笑）。

振り返り：現実とは『祈りがあるところ』

伊藤亜紗さんとお会いするのは今回のレクチャーシリーズが全く初めてであった。それまでのレクチャーシリーズのゲストは、知り合いか多少なりとも事前に別件で会っていたりするので、当日のあいさつは「久しぶり」から始まるし、緊張することもあまりない。事前の予習もあまり必要としない。

初めてお会いする場合、当然ながらお声がけをする前には著書やインタビューなどをできるだけ読んでからお声がけをする。伊藤亜紗さんについては、近年進行中のプロジェクトのテーマである「利他」に関するテキストが多く、利他的なテーマからの現実へのアプローチがされるのかなと期待していたが、「身体」という伊藤さんの研究の中心テーマからのプレゼンをいただいた。

身体というものは、当たり前すぎてその存在が自己を規定していることを忘れがちである。わたしの身体はわたしの現実を規定するし、あなたの身体はあなたの現実を規定する。脳がどうとか言う以前に、規定条件の身体が異なっているので身体レベルからそれぞれの現実が異なっていることは自明なのである。

わたしとは、脳だけではなく脳と身体が一体化したものであり、両者を切り分けることはできない。しかし、伊藤さんが引用したラカンの言う「象徴界」に生きるわたしたちは、身体を自分の意のままに動かせるスレーブだと考えて、身体に向き合うことをやめ、自分から切り離してしまう。自分自身が身体のスレーブでもあることを忘れてしまう。

脳を研究対象とする神経科学者も、同じように身体というものを単なる末梢の器官だとしか思っていないことが多く、身体と脳を結びつける研究者は少数派であったりするし、さらには他者や社会性というような自分の身体以上に定量化できないものを記述することを嫌がることが多い。たとえ、それに気がついたとしても、身体性や社会性は大事ですねという呪文を唱えることで思考の不作為が免罪されるかのように思考を止める。

ヒトや脳を外界に反応するだけの機械的なハコだと考える立場からすれば、シンボリックな定量記述ができない外的な環境部分は無視するほうが研究の効率が良いに決まっているし、その立場から合理的にヒトと脳を記述することで神経科学が成り立っているのは道理である。しかし、その立場からは現実に立ち向かうことはできない。

ラカンの言う「トラウマ的な状況や不安に陥っているときにこそ現実と出会っている」というのは、逆に言うなら、わたしたちは普段現実に出会っていないということになるだろう。

実際わたしたちが、現実とは何かについてほとんど考えずに生きているということは、幸せなことなのかもしれない。現実に直面しなければいけないほどに追い込まれていないということだから。現実科学は、追い込まれる前に現実と積極的に関わるという態度で現実に臨む。それによって現実をより有効に使えるようになるという合理性がある。

現実に直面するというのは、現実を構成する境界面を意識するということなのだと思う。その外側には確かなものは存在せず、認知することすらできない。近年のテクノロジーは、その境界面を切り開いて、現実の裂け目を通じてこちら側から向こう側に続く人工的な現実を見せてくれるが、裂け目を見せない上手な設計がされているので、それを意識することはない。

しかしそんなテクノロジーが存在しない時代には、現実の裂け目の向こう側は常に暗黒である。何も見えない。トラウマや不安が現実に裂け目をつくるのか、何かをきっかけとして現実に生まれた裂け目がトラウマや不安をつくるのかと考えると、後者であるほうがもっともらしい気がする。きっかけは何でも良い、開いた裂け目はヒトを不安と恐怖に陥れる。なぜなら自分が確かだと思っていた「現実」が極めてあやふやで脆《もろ》いものであることに気がつくからだ。

同じことは、健常な人が事故や病気などで障害を受けたときにも起きている。それまで当たり前だった現実世界が、自分の身体が変わることで変わってしまう。手や足を失ったことで、衣食住のすべての行動プロセスの変更が必要になるし、できないことも増える。たとえば声を失ってしまえばコミュニケーションの帯域は大きく制限され、自己の社会的実存すらも怪しくなる。

そういう状況になって、わたしたちは自分の現実がヒトとは違っていることに初めて気がつく。そして、それまで自分が当たり前だと思っていた現実が、障害を持った人々の現実と異なっていたことに気がつくのだろう。

しかし、それはあくまで当事者しか理解できない現実であって、そこからすべての人々が異なる現実を生きているという前提にまで理解が拡張される必要がある。現実科学の前提条件である、自分自身のプライベートな現実を日々定義し続ける必要があるというのはそういうことなのである。

テクノロジーは、その本質的にプライベートな現実の境界に裂け目をつくって、パブリックスペースとしての人工的な現実を接続する。それにより、これまで本当の意味でのパブリックスペース（＝共有された現実）を持てなかった人類の新しい希望となることが分かるだろうか？

伊藤亜紗さんのお話は、身体と現実という側面から死と現実という方向に展開された。しかし伊藤さんが提示したのは、ふれるとさわるという違いから、死体と向き合うという話であった。

死体は、死というすべての生体がたどる最終プロセスの結果であるから、死を経ないで死体を語るというのは順序が逆のような気もする。市原えつこさんの章でも言及したが、わたしたちの日常は、徹底的に死が隠蔽されている。毎日4000人前後のヒトが死んでいるのに、その死を見ることはほとんどない。当然ながら、毎日発生している死に至る4000の異なるものがたりに直面することもほとんどない。

個人的な話になるが、僕の母はある日突然体調を崩して入院した。それまで体調が悪いということは一切聞いていなかったので入院そのものにびっくりしたが、肝がんの末期で、余命2カ月ということにさらにびっくりした。

母は医師でありながら医者にかかるのが嫌いで、なるようになるという生き方の人だった。実際なるようになると死を受け止めて、延命措置を受けることなく、入院後2カ月で亡くなった。

入院中は足の浮腫がひどく、マッサージをすると楽になるというので、お見舞いのついでにマッサージをしてあげていた。そのとき、母の足にふれ、手を握ると、温かく気持ちの良い触感に驚いたのだった。母の肌にふれることは、子供の頃以来全くなかったので、これが生きているということなのかと思ったのだった。そして、死後の母の手を握っていると体温が失われていき、ふれるからさわるに移っていくことで、死とは冷たくなることなのだと当たり前のことを実感した。

その後の数年間で、僕は父と妹を見送ることになり、毎回同じことを感じた。生きているということは温かいことで、死ぬということは冷たいことなのだと毎回感じた。バカみたいな言い方だが、そのような実感を通じて死に直面し、僕が得られたお別れのプロセスは今思うと本当に良かったと思う。もし「あいまいなお別れ」で彼らの死を扱わなければいけなかったとしたら、今でも割り切れないままあいまいな死を抱えてしまっていただろう。

同じことは実は離れて暮らしていた祖父母の死では感じたことがなかった。そういう意味では彼らの死はあいまいな死だったのかもしれないけれど、そもそものつながりがそんなに強くはなかったので、あいまいなままでも解決すべき課題として抱える必要がなかったのかもしれない。

わたしたちは、死をある程度制御可能だと考えて隠蔽に成功しているつもりだ。しかし、死は制御不可能な断絶を生み、関係する人すべての現実の改変を余儀なくする。それは極めて暴力的であり、同時に多くの気づきを与えてくれる福音でもあると思う。死ぬヒト、死なれるヒトの両方にそれは等しく与えられ、本来はその福音がわたしたちの世界をゆたかにするはずなのだ。なぜなら、死によってヒトは物理的存在からわたしたちの脳がつくり上げる主観的な存在へと立場を変えるから。その主観的存在は、親族や友人の間で共有され、わたしたちの存在そのものの意味に彩りを加えてくれる。

伊藤亜紗さんが例に挙げた、統合失調症の患者さんの「幻聴さん」の話も同じ構造を持っているのかもしれない。本来は主観的で誰にもわかってもらえない幻聴を外部に共有することで、自分ひとりだけのものがたりではなく、他者が介入して影響を与えることができるようになる。幻聴のような困難な症状も、社会で共有するものがたりにすることで昇華することが可能になるというのは本当に興味深い。

伊藤さんのお話を聞いていると、現実に向き合うということは、日々ものがたりを書き換えていく作業なのだと思った。わたしたちの生きているものがたりは常に変化していて、それはほとんどの場合で外部が勝手に変わることで変化している。なので、自分が知らないうちに起きている変化を自分から積極的に探索し、それに合わせて自分のものがたりを書き換えるというアクティブな生き方が現実科学的な生き方なんだなと思った。

勝手に暴力的にやってくる外部の変化をわたしたちは受け入れるしかない。その理不尽さには祈るしかないし、その祈りが存在する場が現実であるという伊藤さんの定義は、身体、死、社会までを網羅し考察しつくした上での本質的かつ非常に受け入れやすい定義と言える。

今の世界情勢を見ると、本当に祈る以外にできることがないことが多い。もし、祈るという行為によって、現実を自分自身のものがたりに取り込んでふたたび現実に影響を与えることができるのであれば、その行為によって現実をより良い方向に改変できる可能性が常にある。一見現実に全く影響を与えそうにない、祈るという小さな行為によって現実に介入し操作できるとしたら、それは希望である。

最後に、伊藤さんが教えてくれた幻聴妄想かるたの僕のお気に入りを紹介してこの章のまとめとしたい。

「でもね、精神科で
悟りの話をすると
入院になるんですよ」

全体を振り返って

現実科学レクチャーシリーズは、２０２３年の1月の時点で、毎月1回、合計で31回開催してきた。ということは現時点で30人以上のゲストスピーカーの方々に登壇いただき、毎回2時間弱の対話を行ってきたので、合計で60時間ぐらいのデータが残っている。

1時間に1・5万字程度だと考えると、90万字になるけれど、今回の『現実とは何か』は振り返りを入れても12万字程度しかない。

なので、これまで行ってきた議論の7分の1程度しか収録できていない。もったいないので、本書がシリーズになることを心から願っている。

実際のレクチャーシリーズでは、事前の打ち合わせはほとんど行わず、その場の流れで進めるようにしてきた。スピーカーの行うプレゼンテーション内容については完全にお任せで、スピーカー側にプレゼンテーションの準備のない場合は、まっさらな状態から「現実とは何か」の議論を掘り起こしていく。これは、結構過酷な作業で、何がスピーカーにとって響くのかが全く分からないところからのスタートは容易ではない。

一方、スピーカー側からすると「現実とは何か」というようなそれまで話したことがないようなことを1時間以上話すのは大変なことだと思う。僕の方は何度も同じ質問をみなさんに投げかけているので慣れたものだけれど、現実について自分自身の考えをまとめて伝えるというのは大変なことだ。もし僕がスピーカーとして呼ばれたらきっと当たり障りのないつまらないことを言いそうな気がする。

しかし、実際のスピーカーのみなさんはそんなことはなかった。大変だと言いながらも、現実とは何かについて真摯に考えていただき、みなさんの得意分野を起点としてさまざまな方面に向かう深い議論を行うことができていると思っている。

本書では、8人の方々をピックアップして、レクチャーシリーズの書き起こしと、振り返りを2：1の比率でまとめてみた。

書き起こし部分を読むと、スピーカーがものすごく大事なトピックを提示してくれているのに、僕のほうがそれに気がつかずスルーして別な方向に向かってしまっているところとか、気がついたとしても深掘りに失敗していたり、反省点が多い。

今回の書籍化にあたって、そのうまく議論できなかった部分を振り返りという形で補足できたのは大変うれしく思う。振り返り部分では、それぞれのスピーカーごとに発生した議論を概観してまとめてみたが、なんとなく同じ言葉をただただ繰り返しているような気もしている。

しかしそれは現実の構造上仕方がないことだし、微妙に異なるスパイラルのような繰り返しは、同じように回っていても同じ場所には決して戻っていないという点で、意味があるのだと信じたい。現実は、各自の今ここを起点としてしか定義することができない。なぜなら、今ここの起点はどうやったとしても自分の脳であるし、わたし以外の他の場所を起点にすることはできないからだ。

脳の構造は大体のヒトで共通であり、脳の特性として、外部の社会構造や文化の影響を強く受ける。つまり、それらの影響によって認知機能が一定の枠の中に収まるようなバイアスが存在する。そして、その一定の範囲内に収まっていれば普通であると安心してその外側に対して思いを馳せることが少なくなる。本来すべてのヒトは異なる起点から始まっていて、それを一つの普通「枠」にまとめることはできないはずなのだが。

自分自身の「普通」に安心していると、今ここがすべてのヒトに共通だと錯覚してしまう。しかし、大多数の普通の人々にとっては、その錯覚は特に問題を起こさない。困るのは、普通ではない人たちで、その人たちは全員異なる現実に直面して生活しているのだけれど、社会が錯覚している一つの基底現実の前には弱者として振る舞うしかない。ゆたかになった社会では、それらの「弱者」を排除するのではなくインクルーシブに振る舞うことになっているが、社会に余裕がなくなればあっという間にお荷物として排除を始めるのは日に見えている。このような構造は、ヒトの歴史が始まって以来変わりがなかった。

しかし、情報テクノロジーの発展の延長上に、基底現実と区別がつかない人工的な現実というものが現れてきた。いまだ未熟であるものの、目の前に見えるもの、聞こえるものが現実に存在するかしないのかが弁別困難なものをつくれるようになってきた。

また、ヒトにしかできないと思っていた絵画や文章などの生成すらも機械ができるようになってきた。逆に、機械がつくるそれらの作品は、人が消費するスピードよりも遥かに速いスピードで、プロと同じクオリティで生成されるため、人が作品を作ることの価値や意味すらも曖昧になってきている。少なくとも人にしかできない領域がどんどん狭まっているのは確かだ。

本書でピックアップした8人のゲストとの「現実」に関する対話に共通する話題では、8つの異なる現実を定義しつつ、これからの社会にどのように貢献できるのか、ゆたかさをどのように生成して分配できるのかという話題に至ることが多かった。ホストである僕がそこに興味を持っているというのが理由なのだが、対話を続けているとこちらが意図しないタイミングで、ゲスト自身の言葉でそこに到達することがよくあった。その瞬間は、僕にとって現実科学の問題意識を共有できたという大きな喜びの瞬間だし、現実を科学しゆたかさをつくるという僕のライフタイムテーマが間違っていないのだと確信する瞬間なのである。

レクチャーシリーズを始めた頃と比べて、自分自身の何かが変わったり、社会に対して貢献ができているかと言われれば、はなはだ疑問ではあるが、繰り返し考え続けることで、ゲストスピーカーやレクチャー参加者の中に蒔いた現実科学の種が、芽を出して、心のなかに広く根を張って、日々育ってくれることを期待している。

現実科学は誰にでもできる科学で、そこから生まれる世界観は間違いなくこれから必要とされるものだ。権威主義が跋扈《ばっこ》し、希望が見えないこの世界で、自分自身の現実に向き合い、定義し、それを起点として、今よりもゆたかな社会をつくることができるはずだ。

すべての人に現実と向き合うきっかけを提示できることが僕の喜びである。本書を通じてみなさんの中に蒔いた現実科学の種が育つことを心から願っている。

著者略歴

株式会社ハコスコ代表取締役社長。医学博士・脳科学者。一般社団法人XRコンソーシアム代表理事、ブレインテックコンソーシアム代表理事、デジタルハリウッド大学大学院卓越教授・学長補佐、東北大学特任教授。東北大学医学部卒、同大学院（博士）、MIT、理化学研究所脳科学総合研究センターなどを経て現職。著書に『つながる脳』（毎日出版文化賞受賞）、『脳と生きる』（共著）など。

ハヤカワ新書　004

現実《げんじつ》とは？

脳と意識とテクノロジーの未来

二〇二三年六月二十日　初版印刷
二〇二三年六月二十五日　初版発行

著　者　藤《ふじ》井《い》直《なお》敬《たか》
発行者　早川　浩
印刷所　中央精版印刷株式会社
製本所　中央精版印刷株式会社
発行所　株式会社　早川書房
東京都千代田区神田多町二ノ二
電話　〇三‐三二五二‐三一一一
振替　〇〇一六〇‐三‐四七七九九
https://www.hayakawa-online.co.jp

ISBN978-4-15-340004-7 C0240

「ハヤカワ新書」創刊のことば

誰しも、多かれ少なかれ好奇心と疑心を持っている。

そして、その先に在る納得が行く答えを見つけようとするのも人間の常である。それには書物を繙いて確かめるのが堅実といえよう。インターネットが普及して久しいが、紙に印字された言葉の持つ深遠さは私たちの頭脳を活性して、かつ気持ちに余裕を持たせてくれる。

「ハヤカワ新書」は、切れ味鋭い執筆者が政治、経済、教育、医学、芸術、歴史をはじめとする各分野の森羅万象を的確に捉え、生きた知識をより豊かにする読み物である。

早川浩